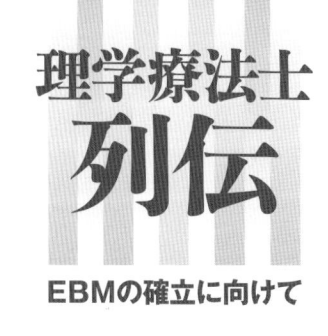

理学療法士列伝

EBMの確立に向けて

山嵜 勉
形態構築アプローチの理論と技術

三輪書店

序

　人間の形態変化と運動機能低下との関連に気づき，形態変化を補修・再構築することで機能の改善が図れることを多くの理学療法士の方々に話をして実際に改善する事実を見せてきた．しかし，エビデンスが確立されていないとの理由で納得されず試されない時代が長く続いたが，最近になって若い人たちが関心を示すようになってきた．

　昭和41年，日本の医療に第3の医学として導入されたリハビリテーションは，患者さんが障害を受容して人間としての尊厳を保ちつつ生活できるように患者さんが身体機能を訓練する医療であった．理学療法士は運動することで起こるリスクを管理し，指示したとおりに訓練が行えるようサポートするのが業務であったから，リスク管理に必要な知識とサポート技術は発達したものの機能障害を改善するという治療技術はなかなか進歩しなかったと言えるだろう．

　然るに日本社会においては，障害を受容できない文化と障害を受容しなくてもすむ社会環境があったため，多くの人々は一生をかけて障害をなくすことに専念することが正しいこととの考え方を持つようになっている．その結果，リハビリテーションの理念のもとに教育されてきた理学療法士はリハビリテーションではなく治療を要求されることになり，多くの理学療法士が理学療法業務に戸惑いを感じている．

　有史以来，外文化を日本的に変容し定着させてきた日本文化を背景に，リハビリテーションも従来の後療法を抱合して日本的なリハビリテーションとして社会に浸透していった．結果，リハビリテーションは治療医学の一分野として日本社会に定着し，社会は理学療法士に治療を要求するようになったが，理学療法士が治療技術を持たないがゆえ，十分な対応ができないのが現状である．もし治療技術を持たず現状のまま訓練を主体とする理学療法を継続するならば，遠からず理学療法士の存在理由の希薄化が予測される．

　人間は進化の過程として胴体から肢を派生させ発達させ，現生種としての直立二足立位・歩行を獲得して今日に至っている．人の基本的な形態が立位であること，動作システムは進化の過程においても踏襲してきたとの仮説をベースにして形態構築アプローチは構成している．運動機能が破綻すると，人間としての基本的な立位形態が変化して動作が困難，もしくは不能となる．形態構築アプローチはこの「変化した立位形態を再構築する」ことで運動機能の修復を図る理学療法技術なのである．

　現在では形態構築アプローチはエビデンスで支えられていない．しかし，結果が出る理学療法技術としていつの日か確立することと筆者は信じている．

　　2013年10月吉日

　　　　　　　　　　　　　　　　　　　　　　　　　　　　　　　山嵜　勉

◆目次

第1章 衣鉢相伝 ―私の治療戦略

1 形態構築アプローチの理論と技術

はじめに　2
人間の立位形態　2
自然立位形態変化と問題点　7
体幹の形態移行変化と四肢機能　20

2 形態構築アプローチにおける理学療法の展開

関節可動域の確保　23
動作の構築　60
インソール　70
ポジショニング　78
治療肢位における形態構築　82

3 形態構築アプローチの臨床応用例

形態破綻に起因する疼痛と対応　93
人工関節置換術後例　100
中枢疾患例―片麻痺　106

第2章 臥薪嘗胆 ―私の歩み

転機はチャンス

マッサージ師から理学療法士になるまで　118
特例制度によって意識づいた
　技術の重要性　121
決意の転職と新たな出会い　123

跛行を前に試行錯誤する日々　125
自分なりの職員の採用基準　126
理学療法士として育ててくれた師匠　127
技士長ならではの理学療法スキルアップ　130
新しい概念に基づいた理学療法の
　創造を模索する日々　132
左右非対称な人間の身体　134
リハビリに対する一般的なイメージ　136
夢は理学療法技術を極めること　137

第3章 磨揉遷革
――私の伝えたいこと

理学療法士考

理学療法士の専門業務　142
時代はわれわれ理学療法士に何を
　要求しているのだろうか　143
理学療法士の未来展望　144

あとがき

【装丁】関原直子

第1章

衣鉢相伝

私の治療戦略

【衣鉢相伝】：弟子が師の教え，道を伝えるたとえ．師匠の道を受け継ぐ

元来は，弟子が師の僧から仏教の奥義を受け継ぐ意．「衣鉢」は袈裟と鉢の意で，「えはつ」ともいい，仏法を伝えたあかしとして弟子に与えられる（父子相伝，一子相伝）．

1 形態構築アプローチの理論と技術

PT はじめに

　生物は生活環境に適応するために機能を最大限に発揮し得る形態へ進化することで種を維持してきた．人間についても700万年という歳月を経て，移動手段としての直立二足を今日の形態に進化させ，現生種として固定されたと考えられる．

　人類は2本の後脚で歩くという動作により，後脚を歩行に適した形態へと進化させた．さらにこの形態変化が歩行機能を強化するという選択の結果，今現在の人間の形態に進化してきたと考えることができる．一方で，人類が機能を最大限発揮するために形態変化してきたと考えるならば，直立二足形態の変化は歩行能力の低下を引き起こす原因として考えることができる．

　身体のある部分に変化が起こると立位維持，または動作遂行の補償として立位形態に変化が生じる．この変化した立位形態を観察することにより障害部位および程度を予測することができ，これにより対応方法を推測することができる．

　環境に適応し今日の種の繁栄をもたらしたヒトの形態には理由があり，この理由を理解することそのものがヒトに本来備わっている機能を解明することとなるであろう．また，われわれがこの機能を知り，再構築することができれば，ヒトの動作能力の再獲得が可能となるはずである．そこで，筆者は，ヒトの基本形態を指標とし，破綻した形態の再構築により動作能力を再獲得させる方法を"形態構築アプローチ"と名づけた．

PT 人間の立位形態

　人間の特徴は，2本の脚の上に体幹を真っ直ぐ立てている状態である"立位"を基本形態として，この立位から歩行を含めた動作全般を構成していることである．人間の立位形態をみると，まず2本の足が地に接し，足の上に下腿，そ

の上に大腿が立ち，この2本の下肢の上には骨盤が乗り，骨盤からは体幹の支柱となる脊柱が上方へ伸び上端で頭部を乗せている．加えて，この体幹上部からは上腕がつり下げられている．この立位形態を基本として，2本の下肢を交互に前方に振り出すことにより移動することが可能となる．

　人間が2本の下肢で立って歩くということがあまりにも当然であるため，人間自身は人間がどのような形態で立位を構成しているか関心を示すことがない．多くの人が左右対称，真正面を向いて立っていると考えている．しかし，実際にはわずかに左右非対称，しかも立位はわずかに斜位で構成されている．この斜位立位形態を自然立位形態として人間の形態の指標とすべきと考える．

　以下に，右利きで歩行の一歩目（以下，1st swing）を右足から出す人の形態的特徴を示す．

① 頭部の軽度右偏位
② 頭部の右回旋（顔面が非対称，正面から見て左側の顔幅が大きく見える）
③ 体幹上部の右後方回旋
④ 体幹の左偏位
⑤ 右前腕の軽度回内
⑥ 骨盤の右側の挙上・後方回旋
⑦ 右脛骨の外捻・左脛骨の内捻
⑧ 足部の両側内反（左に比べて右側で大きい．片脚立位で右外反・左内反）

このようなヒトの形態の非対称，さらに右後方斜位での立位形態は，後脚2本の直上に体幹を乗せて交互に足を前に出して移動するという歩行形態を進化させてきた結果として生じたものではないかと考えている．この非対称性に伴う斜位構成により支持基底面の前後径が延長し，ヒトを物理的に安定させる．この合目的的な立位形態構築は，脛骨捻転角（基本的に右外捻・左内捻）によるところが大きいと考える．また，利き手は脛骨捻転角と相関していることが多く，左利き手の人は捻転角が左右逆転していることがあり，これにより上記の形態的特徴が全体として逆転している場合がみられる．

　ちなみに上記した自然立位の形態的特徴における左右差，またこれより述べる形態再構築の際に必要な各部位の移動量や関節可動域は非常に微量なものである．移動量であれば数mm，可動域であれば5°以内のもので，理学療法評価の中では誤差に含まれるようなわずかな量である．しかし，筆者にとってこの変化量はさまざまな症状を引き起こす可能性において十分な量と捉えられる．そのため，治療介入時の評価および介入後の効果判定に対しては，注意深い観察が必要となる．また，形態構築アプローチを利用した治療方法として症例に与えるべき変化量もこのような理由からわずかなもので十分であり，加える力

図1　頭部偏位（の例）

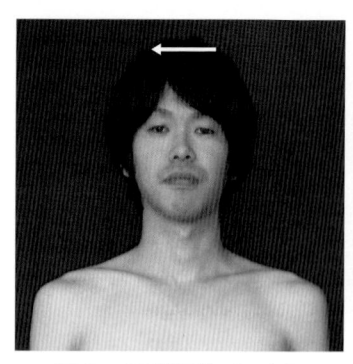

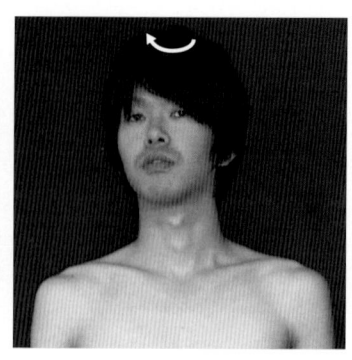

図2　頭部回旋（の例）

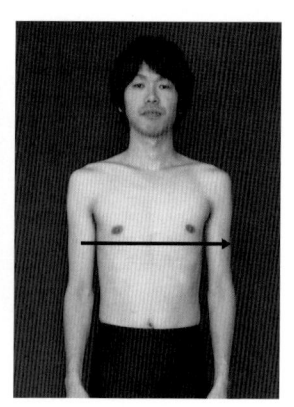

図3　体幹偏位（の例）

も微量で効果が得られると考えている．

1 頭部は軽度右偏位，右回旋している

　立位では頭部は体幹の真上でなく右側に偏位している．鼻梁を通る垂線を引き両胸鎖関節の中心から床面に引いた垂線とのズレの差を頭部偏位とする．自然立位では軽度右偏位しているのが通常である（図1）．

　立位における骨盤アライメントは脛骨捻転角および足部内反（右＞左）と相関があり，結果的に右側挙上・後方回旋位で重心は（骨盤アライメントだけで判断した場合）左にシフトする．一方，頭部は重りとしての機能も含まれており，重心を支持基底面中心に保持するため，骨盤アライメントの代償として右側にシフトさせる．よって，頭部のアライメントと脛骨捻転角は骨盤のアライメントを介して相関が高いと言える．

　さらに頭部は体幹の偏位している方向と反対側に回旋している．正面から見た両頬骨の高さの差で頭部回旋を確認することができる（図2）．自然立位では軽度右回旋しているのが通常であるが，頭部偏位と同様に脛骨捻転角（左外捻・右内捻）との相関が見られ，左利き手の人は左偏位していることがあるが必ずとは言えない．左利き手の人が右利き手に矯正された場合は左右均等に見えることがある．

2 体幹は左側に偏位，体幹上部は右後方回旋している（図3）

　人間は体幹を横にスライドできるような構造を持っていないため純粋な意味での偏位動作を行うことができず，偏位に対してはわずかに同側前方移行位[注1]となり，体幹の回旋が伴う（図4）．立位では胸鎖関節の中心から床面に引いた仮想垂線と骨盤中心点から上方へ引いた仮想垂線との差を目測する．また，胸郭の前方移行位の左右差を観察し，相対的に前方位に移行している側が偏位側である．

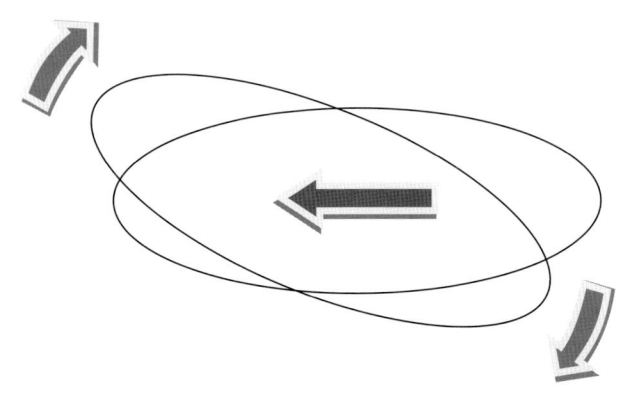

図4 体幹の左偏位：左平行移動しながらわずかに右回旋が起こる

　自然立位では左側に偏位しているのが通常であり，体幹上部は左側部分が前方に，右側部分が後方に位置している．体幹偏位も脛骨捻転角（右外捻・左内捻）と相関しており，脛骨捻転角は利き手と相関していることが多いため，左利き手の人は体幹のアライメントが左右逆転していることがある．また，立位では大腿骨骨頭中心から床面に対して引いた仮想垂線を下肢軸と仮定し，下肢軸より体幹質量中心が前方位にあれば体幹前方移行位とし，後方にあれば体幹後方移行位[注2]とする．体幹屈曲であれば後方移行位，伸展であれば前方移行位とは限らない．

　また，これらの体幹形態の確認方法に関しては，他者が再現することが難しく，動きとして認知することも難しいが，手掌で軽度の圧を加えることにより触知することができる．体幹偏位については胸郭外側下端に，体幹前方移行は体幹前面上端に，体幹後方移行は体幹背部上端に軽度の圧を加えることで感知することができる．

注1）前方移行位：前方位にあるが，後方から前方へ身体部分が移行した結果を示す．
注2）後方移行位：後方位にあるが，前方から後方へ身体部分が移行した結果を示す．

3 前腕は右側が軽度回内している

　立位において，頭部は右偏位・右回旋し，体幹は左偏位・右後方回旋を構成している．その結果，右手掌は空間上で（体幹正中位時と比べ相対的に）回外方向に向くこととなる．この肢位を補正するうえで右前腕は左前腕に比べ軽度回内する．

4 骨盤は右側挙上と右側後方回旋している（図5）

　立位では左右腸骨最上端に仮想水平線を引き，高さの差を目測する．自然立位では軽度右側骨盤が挙上しているのが通常である．骨盤の挙上後方回旋は脛

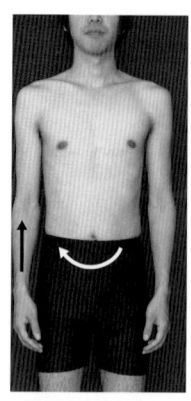

図5　骨盤アライメント　　図6　脛骨捻転

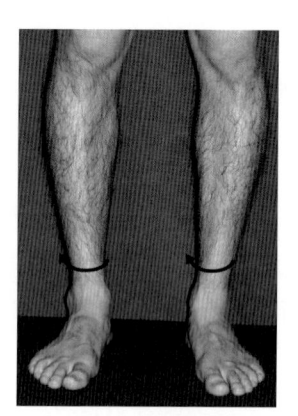

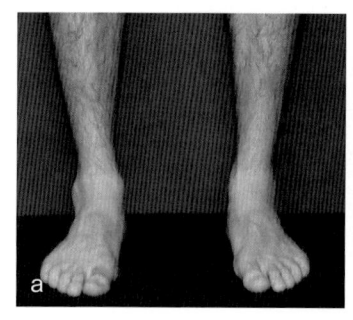

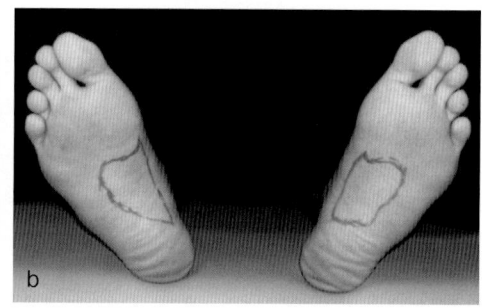

図7　足部形態の左右差
a. 足部内外反の左右差
b. 内側アーチ部の形状における左右差

骨捻転角と相関しており，脛骨捻転角は利き手と相関していることが多いので左利き手の人は骨盤のアライメントが左右逆転していることがある．

5 脛骨の捻転角度の差（右外捻・左内捻）がある（図6）

　右側脛骨は外側に捻じれており，左側は内側に捻じれている．脛骨捻転角度は視認で十分確認ができるが，確認ができない場合は脛骨内側に指を当てて下方になぞることで詳細を触知できる．外捻では指の角度が前額面に対して水平に近く，内捻では前額面に対して垂直になる．脛骨の左右捻転角度の差は足底の左右形状の差と相関しており，立位時の右足内反，左足外反移行位[注3]の構成に関与している．

注3）足部形態自体は内反位ではあるが，内反が減少し外反方向に移行しているという意味．

6 足部は右側の内反と左側の軽度内反位で構成されている（図7-a）

　自然立位において，足部内反の高さは人により差が大きく，扁平と思われる高さでも内反として機能構築していることが多く見られる．なお，片脚立位に

おいてはこの形態が逆転する．

　足部の形態は脛骨捻転角と相関しているので，脛骨外捻側は内反が大きく脛骨内捻側は軽度内反する．脛骨捻転角は利き手と相関することが多いので，左利き手の人は足部の形態が左右逆転していることがある．

　足底形態については，右足部に比べて左足部は内反が少なく，アーチ高が低く，アーチ面積が大きい．立位時の右足部内反，左足部外反移行位の構成に相関して歩行時の第一歩振り出し側の決定に関与している（**図7-b**）．

自然立位形態変化と問題点

　身体機能の異常に伴って自然立位形態には変化が生じる．本項では，その基本的な形態変化パターンを挙げ，その原因およびその形態変化の結果生じる機能的問題点について述べる．

1 頭部の前額面上での偏位

1）頭部の偏位過剰Ⅰ型（図8）

　頭部偏位と体幹の頭部偏位と対側への偏位が組み合わさっているタイプを頭部の偏位過剰Ⅰ型とし分類する．整形外科疾患および弛緩性片麻痺に多く見られる形態変化である．片側の上肢または下肢機能の低下に伴って起こる形態破綻であって，頭部を患側に偏位させることで下肢支持機能を補償している．

　体幹の対側偏位過剰は頭部偏位側への体幹移行を困難にして，頭部偏位側の肩関節屈曲，肘関節伸展，手関節背屈，手指伸展機能などの上肢機能を低下させる．また，股関節外転，伸展運動を困難にして歩行機能を低下させる．

　また，頭部偏位側の肩部下降は肩関節を不安定にするため，肩関節運動を困難にして肩関節全方向の可動域制限を引き起こす．頭部偏位側骨盤の挙上過剰は股関節伸展，膝関節屈曲，足関節背屈運動を制限させるとともに見せかけの脚短縮を出現させ歩行機能を低下させる．体幹偏位側の足部内反位過剰，体幹偏位対側の足部内反位とともに両側足部内反位を形成することになる．

　立位における両足部内反は対称立位形態を構成，体幹後方移行位となり体幹を伸展しての立位形態が困難となる．立位形態保持が困難な状態が続くと，補償として股関節屈曲肢位に移行し体幹を前傾しての立位形態構成となり，過度の体幹伸展位，頭部は前方移行位の結果，腰痛や頸肩痛の原因となるなどして動作の障害が生じる．

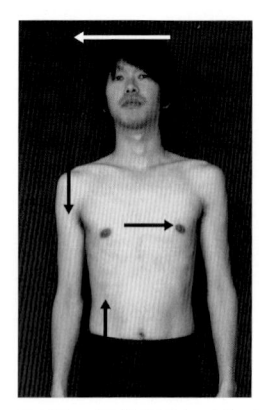

図8 頭部の偏位過剰Ⅰ型（の例） 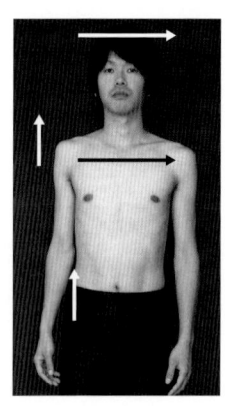　図9 頭部の偏位過剰Ⅱ型（の例）

【予測される形態変化の連鎖】
・頭部の患肢側偏位
・体幹の頭部偏位側と対側偏位過剰
・頭部偏位側の肩部下降
・頭部偏位側の骨盤の挙上過剰
・両側足部の内反位過剰

【予測されるⅠ型の原因の主な理由】
・頭部偏位側の上肢または下肢関節可動域制限，筋力低下，疼痛
・頭部偏位側の下肢の支持機能低下

【予測されるⅠ型の問題点】
・頭部偏位側の肩関節可動域制限
・頭部偏位側の見せかけの脚長短縮
・頭部偏位側の下肢関節の可動域制限（股関節伸展，膝関節屈曲，足関節背屈）
・頭部偏位側の下肢の振り出しの異常（骨盤の後傾，足関節底屈）
・頭部偏位側と対側の立脚中期の体幹前方移行位の遅れ

2) 頭部の偏位過剰Ⅱ型（図9）

　頭部偏位と体幹偏位が同側として構成されているタイプを頭部の偏位過剰Ⅱ型として分類することができる．

　Ⅱ型は痙性片麻痺に多く見られる形態破綻であり，患肢対側下肢で患肢側半身を引き上げた立位保持形態を構築している．患側（頭部偏位対側）上肢は肩関節屈曲，内転，外旋，肘関節屈曲，前腕回外，手関節掌屈が優位になり，結果として肩関節伸展，外転，内旋，肘関節伸展，前腕回内，手関節背屈制限を生じる．患側（頭部偏位対側）下肢では骨盤挙上が過剰となり股関節屈曲，膝

関節伸展，足関節底屈が優位となり，股関節伸展，膝関節屈曲，足関節背屈可動域制限が出現する．

立位において身体重心が片側に偏ることで立位保持が不安定になり，1st swing を骨盤挙上側より開始するため，機能的な脚長短縮により踵接地が遅れ前足部接地が早まる．その結果，前方へ移行する慣性が抑えられ，体幹の前方への移動が遅れ歩行は困難になる．

【予測される形態変化の連鎖】
・頭部の偏位過剰
・体幹の頭部偏位側と同側への偏位過剰
・頭部偏位対側の肩部および骨盤挙上過剰
・両側足部の内反過剰

【予測されるⅡ型の原因の主な理由】
・頭部偏位対側の上下肢関節可動域制限，筋力低下，疼痛
・頭部偏位対側の下肢の伸展機構優位

【予測されるⅡ型の問題点】
・頭部偏位側の肩関節可動域制限
・頭部偏位側の見せかけの脚長短縮
・頭部偏位側の下肢関節の可動域制限（股関節伸展，膝関節屈曲，足関節背屈）
・頭部偏位側の下肢の振り出しの異常（骨盤の後傾，足関節底屈）

2 頭部の回旋の異常（軽度右回旋位で正常）（図10）

一側下肢の支持性の低下は頭部を支持性低下側へ過剰に回旋させ，体幹を対側に偏位させることがある．これは頭部重量により一側下肢の支持性の低下を補償した結果と考えられる．頭部の回旋過剰であれば形態として体幹は頭部回旋側の対側へ偏位過剰になる．これにより，頭部の回旋と体幹の一側への偏位が必要とされる寝返り動作（後述）が困難になる．また，頭部の回旋過剰は両側足部内反を伴い，両側足部内反は背筋過緊張を引き起こすため，起き上がりが困難となる．さらに頭部回旋側の骨盤は前方回旋困難となるため，立ち上がりの構えを構築することが困難となり立ち上がり動作が拙劣になる場合がある．

また，立位形態は過度な頭部回旋側の体幹が前方移行位になるため，歩行時に対側下肢の振り出しが困難になる．

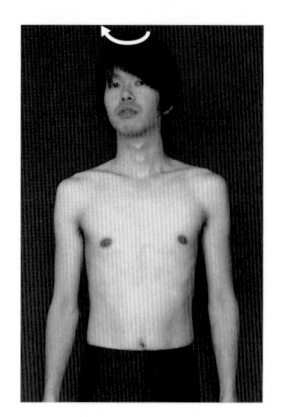

図10　頭部の回旋の異常（の例）　　図11　頭部の正中位（の例）

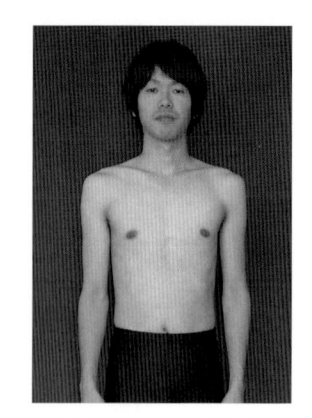

【予測される形態変化の連鎖】
　・頭部回旋側の肩，骨盤の後方回旋過剰
　・頭部回旋側と対側の骨盤の前方回旋
　・体幹の頭部回旋側と対側への偏位過剰
　・両側足部内反

【予測される理由】
　・頸部可動域の制限
　・頭部回旋側の対側下肢の支持性の低下

【予測される問題点】
　・両側股関節が軽度屈曲位で立位構成
　・歩行時振り出し第一歩の異常（骨盤の後傾，足関節底屈）
　・寝返り・起き上がり・立ち上がり・歩行困難

3 頭部の正中位（図11）

　通常，ヒトは自身の立位形態を意識することはなく，その現状を認知することがない．下肢になんらかの障害が出ると初めて立位形態を意識することとなる．このとき，改めて立位形態を意識してみると形態が非対称，しかも斜位であることに気づき正中位に正すべく意識的に正中位にすることが多い．
　頭部が正中位であれば，骨盤もまた正中位であることが予測される．骨盤が正中位であれば両足部内反位，正中化に伴う支持基底面の前後径の短縮をもたらし，立位形態は体幹前傾，上部体幹伸展，頭部は前方移行位となる．これにより，腰背部痛もしくは肩関節痛の出現が予測される．また体幹前傾からの引き起こしは，体幹の可動域制限，歩行時の下肢振り出しの骨盤の前方回旋が制

限され股関節の外旋が運動連鎖として起きず，歩隔は大きくなる．同様に，歩行においては骨盤の立脚側への側方移動も制限されるため，結果として膝関節内反が出現し，膝痛が予測される．

　人間の立位形態は頭部が軽度右回旋位で正常と考えられる．歩行の第一歩は頭部が右から正中に移行すれば右下肢から，左から正中に移行すれば左下肢から振り出すように身体形態連鎖は行われているため，スムースな歩行動作は困難となる．

【予測される形態変化の連鎖】
　・肩，骨盤の前額面での無回旋
　・両足部内反

【予測される理由】
　・両側下肢の支持性の低下
　・左右対象が正しいとの意識

【予測される問題点】
　・股関節軽度屈曲位で立位構成
　・歩行時 1st swing の異常

4 前腕の回旋の異常（軽度回内位で正常）（図12）

　自然立位において前腕は軽度回内（右＞左）している．通常右下肢から第一歩を振り出す場合が多く，体幹を振り出し側と対側（左側）に偏位させ支持期に同側（右側）偏位を行う．この体幹の偏位を確実に行うために右前腕回内位をとっていると考える．一側下肢の支持性の低下があれば，支持性補償に対し同側前腕回内位は著明になり体幹の同側偏位を過剰に引き起こす．また両側下肢の支持性の低下があれば，立脚中期に体幹を支持側に偏位させて下肢の支持性を補償するため，両側前腕回内位になり歩行形態はナンバ歩行となる．ちなみにナンバ歩行というと同側上下肢を同時に前方に振り出すものと誤解されているが，交互に体幹片側の前方移行位を行う歩行形態をナンバ歩行と呼ぶ．

【予測される形態変化の連鎖】
　・肩部の前方回旋
　・股関節屈曲
　・両足部内反もしくは外反
　・上部体幹の過剰伸展

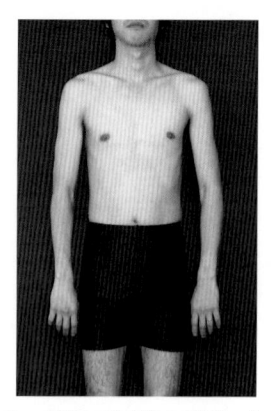

図12　前腕の回旋の異常（の例） 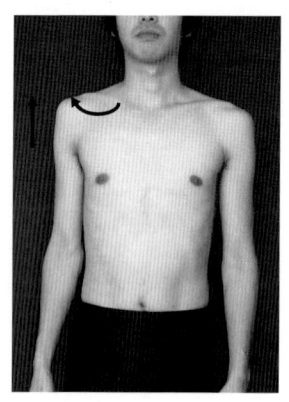　　図13　肩部後方回旋と挙上の過剰（の例）

【予測される主な理由】
・片側であれば回内過剰側下肢の支持性低下
・両側であれば両側下肢の支持性低下
・体幹の支持性低下

【予測される問題点】
・腰痛もしくは頸背部痛
・肩関節屈曲可動域の制限
・体幹の伸展位保持困難および背部痛
・下肢支持機構低下
・歩行時下肢振り出し時の足関節背屈の減少
・歩行立脚期の体幹の前方移動の遅れ
・両側前腕回内過剰位によるナンバ歩行

5 肩部後方回旋と挙上の過剰（右体幹上部の軽度後方回旋・挙上位で正常）（図13）

　一側の肩部後方回旋の過剰があれば頭部は同側に偏位するが，片麻痺のように下肢の支持機構が極度に低下し，下肢の伸展機構により下肢の支持性が補償されているような場合では頭部は患肢対側に偏位する．

　体幹は患肢対側偏位過剰に，同側の骨盤は挙上および後方回旋位となる．これにより同側股関節は屈曲優位になり下肢は見せかけの短縮を呈するため，この脚長差を補うために足部は内反になる．

　一側骨盤挙上位で立位を構成するために対側の下肢は必然的に支持機能強化形態となり足部は内反する．その結果，両側内反となり体幹の前傾後方移行位が形成される．

　肩部後方回旋の過剰を呈する形態が見られれば，肩関節の可動域制限，股関

節の伸展・外転・外旋可動域制限，体幹の可動域制限による寝返り・起き上がりの困難が予想される．また歩行については，同側の下肢振り出しが困難になるとともに歩行立脚後期に股関節の伸展が制限されることにより体幹の前方移行が遅れ，膝蓋腱内側に疼痛が出現することがある．

　肩部後方回旋の過剰を呈する主な理由は，一側上肢の関節可動域制限，筋力低下，疼痛および一側下肢の関節可動域制限，筋力低下，支持機能低下，疼痛が原因として考えられる．

【予測される形態変化の連鎖】
　・頭部同側もしくは対側偏位の過剰
　・体幹の対側偏位過剰
　・同側骨盤の挙上および後方回旋
　・両足部内反

【予測される主な理由】
　・同側上肢の関節可動域制限，筋力低下，疼痛
　・同側下肢の関節可動域制限，筋力低下，支持機能低下，疼痛

【予測される問題点】
　・肩関節の可動域制限
　・股関節の伸展・外転・外旋可動域制限
　・体幹の可動域制限
　・歩行時下肢振り出し困難および支持期の股関節伸展制限
　・歩行支持期の体幹の直立維持困難

6 肩部前方回旋と下制（右体幹上部の軽度後方回旋・挙上位で正常）（図14）

　一側肩部前方回旋と下制位を引き起こす理由としては同側上肢の筋力低下，疼痛，同側下肢の関節可動域制限，筋力低下，疼痛が考えられる．筋力低下および可動域制限，疼痛などの影響を最低限に抑えるための形態変化ではあるが，肩関節のアライメントに不適合をもたらし両肩関節の可動域制限を発生させる原因となる．

　一側肩部下制による傾きを補償するため，頭部を同側偏位させ，体幹を対側に過剰偏位させる．さらに同側下肢の支持性低下を補償するため伸展機構が働き，同側足部を内反させ同側骨盤の挙上立位形態となる．これにより，歩行時の同側下肢振り出しが困難になるとともに支持期に股関節の伸展が不足し，歩行支持期の体幹の直立維持が困難になる．

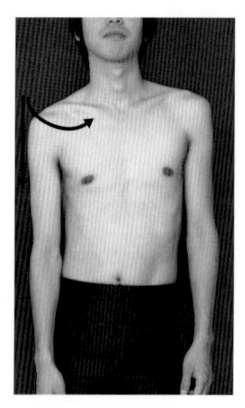

図14　肩部前方回旋と下制（の例） 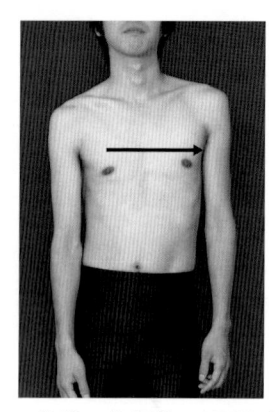　　図15　体幹の左偏位の過剰（の例）

【予測される形態変化の連鎖】
・頭部の患肢側偏位過剰
・体幹の対側偏位過剰
・同側骨盤の挙上
・両側足部内反

【予測される主な理由】
・同側上肢の筋力低下，疼痛
・同側下肢の関節可動域制限，筋力低下，疼痛

【予測される問題点】
・両側肩関節の可動域制限
・見せかけの脚長差による跛行
・同側股関節の伸展・外転・外旋可動域制限
・体幹の可動域制限

7 体幹の偏位過剰（軽度左偏位で正常）（図15）

　体幹は自然立位においては左側へ偏位しているが，一側上肢の関節可動域の制限，筋力低下，疼痛，知覚の異常があれば体幹近位に上肢を近づけるため体幹は患肢側へ過剰に偏位する．また，一側下肢の関節可動域の制限および脚長短縮，支持性の低下，疼痛，知覚の異常があれば，対側下肢の支持機構の強化と患肢側下肢の引き上げが起こるため体幹は対側に偏位する．
　体幹が一側に過剰に偏位すると，体幹偏位と関連が深い四肢の内外転および内外旋運動や，体幹の前後移動と関連が深い四肢の屈伸運動に影響を及ぼす．
　寝返り動作には，通常，非寝返り側から寝返り側への体幹の偏位が伴う必要

があり，体幹の過剰偏位は寝返り動作を困難にさせる．また，体幹が後方から前方に移行することを要する起き上がり，立ち上がりなども困難となる．体幹過剰偏位は偏位対側下肢の支持機能低下をもたらすため，歩行動作も困難となる．

【予測される形態変化の連鎖】
・偏位対側への頭部の偏位過剰
・偏位対側の骨盤の挙上過剰
・偏位対側足部の内反過剰

【予測される主な理由】
・偏位対側上肢の関節可動域の制限，筋力低下，疼痛，知覚の異常
・偏位対側下肢の関節の可動域制限，支持性の低下，疼痛，知覚の異常
・偏位対側下肢の脚長短縮

【予測される問題点】
・体幹の可動域制限
・偏位対側の肩関節屈曲，外転，外旋関節可動域制限
・偏位側の股関節屈曲，外転，外旋関節可動域制限
・歩行時，偏位対側下肢の支持期に体幹の傾きが出現する
・偏位側への寝返りの困難
・起き上がり，立ち上がり動作の困難

8 骨盤の挙上，後方回旋の過剰（右体幹下部の軽度後方回旋位で正常）（図16）

自然立位で右骨盤は軽度挙上・後方回旋位にあるが，このアライメントが過剰となると，頭部は同側に偏位過剰となり，同側の肩関節屈曲および外転可動域の制限，伸展可動域制限もしくは筋力低下，股関節伸展制限または筋力低下，膝関節の屈曲制限もしくは伸展筋力低下といった現象が予測される．

骨盤の挙上・後方回旋位過剰があれば，下肢は見せかけの脚短縮を呈するため脚長差を補償するための下肢伸展機構が働き，同側足部の底屈部は内反過剰となる．さらに骨盤挙上側対側の足部も挙上の支点として機能せざるを得ず内反過剰となる．

また，骨盤挙上・後方回旋位の過剰は対側骨盤の下降と前方回旋の過剰を伴うため歩行動作は困難になる．

【予測される形態変化の連鎖】
・骨盤挙上・後方回旋側への頭部の偏位過剰
・体幹の対側偏位過剰

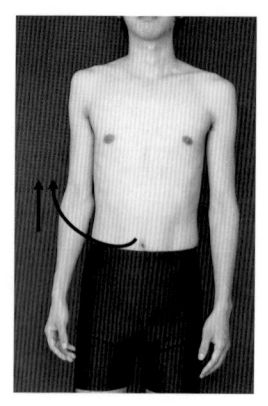

図16　骨盤の挙上，後方回旋の過剰（の例） 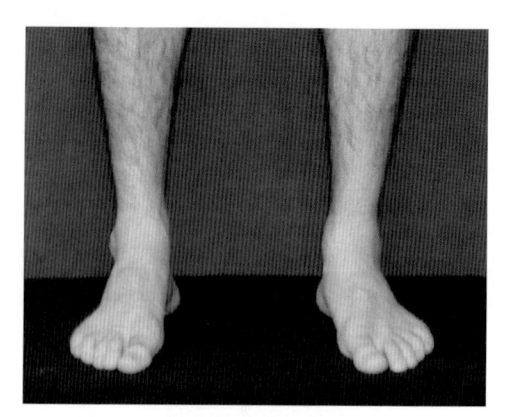　　図17　左足部の内反過剰（の例）

・対側骨盤の下降と前方回旋の過剰
・挙上側足部の底屈
・挙上側足部の内反過剰
・対側足部の内反過剰

【予測される主な理由】
・骨盤挙上・後方回旋側の上肢関節の可動域制限，筋力低下，疼痛
・骨盤挙上・後方回旋側の下肢関節の可動域制限，支持性の低下，疼痛

【予測される問題点】
・骨盤挙上・後方回旋側の見せかけの脚長短縮
・骨盤挙上・後方回旋側の下肢振り出し時の骨盤回旋角度の不足
・骨盤挙上・後方回旋側の歩行接地時の足部内反
・足部内反過剰（右足部の軽度内反位で正常）

9　左足部の内反過剰（軽度内反位で正常）（図17）

　左足部は立位時に脛骨捻転角が内捻位のため，右足部内反位に比して外反移行位を呈している．何度をもって正常とするか定かではないが，通常左足部は右足部に比較して立位時には外反移行位となる．筆者は，左片脚立位を行った際に，過剰に内反移行位となるものを内反過剰としている．
　立位における左体幹の前方移行位，体幹の左側偏位，右体幹の後方移行位の構築により，直立二足立位から歩行第一歩の振り出しを可能にしている．左足部の内反過剰が引き起こされる要因として，まず考えられることは，対側右下肢の支持性の低下である．右下肢の支持性が低下すると支持機能を補償するために下肢伸展機構が働き，膝関節伸展，足関節底屈が過剰に働き，見せかけの

脚長差が生じる．この脚長差に対応して左下肢長を補整するために，結果として右骨盤挙上とともに左足部が内反過剰となる．

　下肢の振り出し困難の原因として臨床の場で多く見られるのは片麻痺の対側足部である．片麻痺の患肢対側足部が内反過剰のため麻痺側下肢の振り出しが困難になっているケースはしばしば見られ，下肢の振り出しは患肢対側足部が外反位から内反位に移行しなければ振り出し困難であることから，内反が過剰な場合は，外反移行位が可能な機能を構築することが必要となる．

　自然立位では，左足部は右足部の内反位に比して外反位である．左足部内反過剰では両側内反位となるため，体幹斜位形態の確保が困難となり正面立位形態となる．正面立位形態では体幹直立位保持が困難となるため，体幹は後方へ移行し体幹前屈位になる．そして，体幹前屈位を補正するため体幹を引き起こして立位形態を構築するので，常時，腰背部筋が過緊張となり腰背部痛を生じる．高齢者では起き上がりや立ち上がりの困難を生じさせることもあり，立位時の足部形態には注意が必要である．

　【予測される形態変化の連鎖】
　　・頭部の左偏位
　　・体幹の左偏位
　　・右骨盤の挙上
　　・左足部の内反

　【予測される主な理由】
　　・右下肢支持性の低下，疼痛，感覚の異常

　【予測される問題点】
　　・右肩関節屈曲，外旋可動域の制限
　　・腰背部筋の過緊張

10 右足部の内反過剰（内反位で正常）（図18）

　右足部は立位時には脛骨捻転角が外捻のため内反位で正常であるが，何度をもって正常とするか左足部同様に定かではない．通常，右足部は立位時には内反位であるが，片脚立位では外反位形態を呈する．筆者は右片脚立位で外反移行位とならず，さらに内反するものを過剰としている．

　右足部の内反位過剰があれば，右下肢の関節可動域の制限および筋力の低下，感覚の異常などによる下肢支持機能低下が予測される．また同時に右骨盤の挙上，左足部の内反過剰が考えられる．

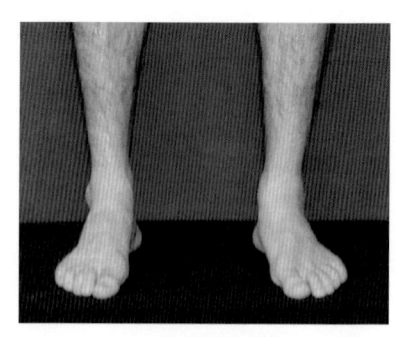

図18 右足部の内反過剰（の例）

　両足部の内反位過剰は，体幹斜位形態の確保が困難になり正面立位形態となる．先にも述べたとおり，正面立位形態となった際には，さまざまな問題を生じるため，立位時の足部形態には注意が必要である．

【予測される形態変化の連鎖】
　・頭部の前方移行位
　・体幹の前屈
　・右股関節の内転，内旋
　・右膝関節の外反，屈曲
　・左足部の外反

【予測される主な理由】
　・体幹の支持機構の低下
　・股関節の伸展可動域の制限

【予測される問題点】
　・両肩関節の屈曲・外旋可動域の制限
　・腰背部筋の過緊張

11 左足部の外反過剰（軽度外反移行位で正常）（図19）

　体幹の支持機能の低下，あるいは他の理由による体幹前屈での立位保持は体幹後方移行位を大きくする．この現象に対し，体幹の直立位を維持するよう体幹前方移行位を構築しようと働くため，体幹の偏位は制限される．体幹の偏位が制限されている状態での歩行は，体幹を左右に傾けなければ一側下肢上に体幹を移行できないので，足部を外反することで体幹前額面での形態移行を補償し，足部外反が形成されると考えられる．

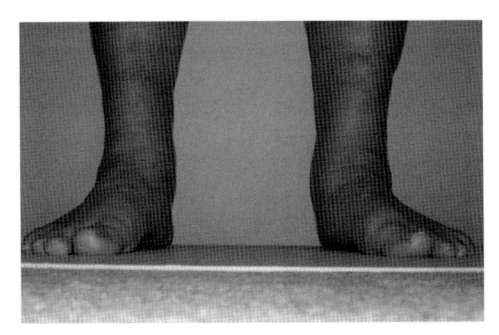

図19　左足部の外反過剰（の例）

【予測される形態変化の連鎖】
  ・頭部の左偏位
  ・体幹の右偏位，体幹前屈
  ・右骨盤の挙上
  ・右足部の外反

【予測される主な理由】
  ・体幹支持機構の低下，体幹の前屈
  ・左股関節の伸展可動域の制限，股関節の外旋可動域の制限
  ・左膝関節の外反

【予測される問題点】
  ・体幹の伸展可動域の制限，体幹の捻れ機能の低下
  ・右肩関節の屈曲・外旋可動域の制限
  ・腰背部筋の過緊張

12 体幹の直立位異常（体幹中心軸と下肢中心軸が直線状で支持基底面上にあるのが正常）（図20）

　自然立位形態の破綻は，疾病や外傷に起因してのみ起こるのではなく，最大の原因は加齢による体幹支持機能の低下によるところが多い．体幹の支持機能低下が起こると背柱後弯位で体幹支持性を補償するため，体幹後弯位が過剰となる．
　体幹後弯位の過剰により体幹後方移行位，肩関節伸展・内旋，肘関節屈曲，前腕回内，手指屈曲，股関節屈曲，膝関節伸展，足関節底屈が優位となり，立位保持は体幹上部筋の過緊張を伴う．上部体幹筋の過緊張立位は，肩関節屈曲制限，股関節伸展制限，足関節背屈制限を招き，日常生活動作に支障をきたすだけでなく歩行の安定性を阻害し転倒の危険を増加させる．

【予測される形態変化の連鎖】
・頭部の前方移行位
・前腕回内過剰
・骨盤後傾もしくは前傾
・両側股関節の屈曲・外転・外旋過剰
・両側膝関節の屈曲・内反
・両側足趾の屈曲

【予測される主な理由】
・体幹支持機能の低下
・下肢支持機構の低下

【予測される問題点】
・両側肩関節の屈曲・外旋の可動域制限
・両側肩部の前方回旋もしくは後方回旋過剰
・両側上肢の伸展優位
・両側股関節の伸展可動域の制限
・両側足関節の背屈可動域の制限
・上背部での体幹の引き起こし
・歩行時の歩隔の増大，歩幅の減少
・歩行立脚期の体幹の移動の遅れ
・前足部の強ばりと疼痛

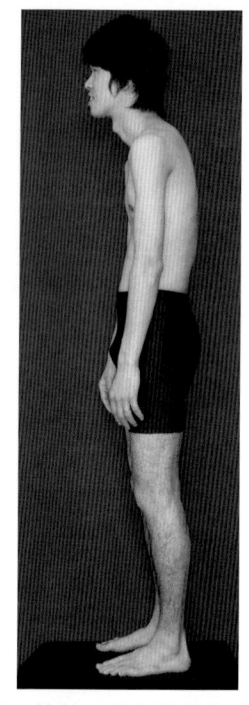

図20　体幹の直立位異常（の例）

PT 体幹の形態移行変化と四肢機能

　体幹と四肢の機能との関係から，四肢機能の低下に対しては体幹形態を移行させることにより，また体幹機能の低下に対しては四肢から体幹形態を移行させることにより動作の遂行に必要な関節運動の強化を図ることが可能となる．
　上述した関節運動における関係性を用いることで四肢の関節可動域改善に対して体幹からアプローチすることができ，体幹可動域についても四肢関節からアプローチすることができる．また，上肢または下肢の動きにより体幹形態を補整することができるため，この体幹の変化に伴った連鎖的なその他の上下肢関節の改善が可能となる．つまり，患肢対側から患側可動域を拡大させたり，足部から肩関節の可動域拡大を図るというような，患部以外からのアプローチが可能となる．

1 体幹と四肢との関係

下記のような関係が成り立つ．
- 体幹前額面の形態変化は四肢の内外転運動機能を制御
- 体幹矢状面の形態変化は四肢の屈伸運動機能を制御
- 体幹水平面の形態変化は四肢の内外旋運動機能を制御

- 四肢の内外転運動機能は体幹前額面の形態変化を制御
- 四肢の屈伸運動機能は体幹矢状面の形態変化を制御
- 四肢の内外旋運動機能は体幹回旋の形態変化を制御

- 四肢一側の支持機能は体幹前額面と回旋の形態変化を制御
- 四肢両側の支持機能は体幹矢状面の形態変化を制御

2 体幹形態と四肢運動機能の相関

体幹形態と四肢の運動機能の相関は**表1～3**のようになる．

表1 体幹形態と四肢の関節自動可動域との相関

a．体幹後方位からの前方移行位 　　肩関節屈曲・肘関節伸展・手関節背屈 　　股関節伸展・膝関節屈曲・足関節背屈 　　体幹の屈曲・頸部の屈曲	体幹の偏位対側への回旋 　　頭部の体幹偏位対側への回旋 　　体幹偏位対側の肩関節内転 　　体幹偏位対側の股関節内転
b．体幹前方位からの後方移行位 　　肩関節伸展・肘関節屈曲・手関節掌屈 　　股関節屈曲・膝関節伸展・足関節底屈 　　体幹の伸展・頸部の伸展	d．体幹片側の後方位から前方移行位 　　同側の肩関節外旋 　　同側の股関節外旋
c．体幹の一側から対側への偏位 　　体幹偏位側の肩関節外転 　　体幹偏位側の股関節外転	e．体幹片側同側の前方位から後方移行位 　　同側の肩関節内旋 　　同側の股関節内旋

表2 上肢関節運動方向と体幹形態変化との相関

a．前腕の回内 　　片側回内で体幹の対側偏位 　　両側回内で体幹の後方移行位	c．前腕回外位でのピンチ 　　片側回外位でのピンチで体幹の対側回旋 　　両側前腕回外位でのピンチで体幹の前方移行位
b．前腕の回外 　　片側回外で体幹の同側偏位 　　両側回外で体幹の前方移行位	d．前腕の回内位でのピンチ 　　片側回内位でのピンチで体幹の同側回旋 　　両側前腕回内位でのピンチで体幹の後方移行位

ピンチ：第1指と第2指でDIP関節が十分伸展するまで強く押しつけさせて，体幹の片側矢状面の形態移行を行わせる方法．

表3　下肢関節運動方向と体幹形態変化との相関

a．股関節外転で体幹の同側偏位
b．股関節内転で体幹の対側偏位
c．股関節片側外旋で体幹の同側偏位
　　　両側同時外旋で体幹の前方移行位
d．股関節片側内旋で体幹の対側偏位
　　　両側同時内旋で体幹の後方移行位
e．足部片側内反で体幹の同側偏位
　　　両側内反で体幹の前方移行位
f．足部片側外反で体幹の対側偏位
　　　両側外反で体幹の後方移行位

2 形態構築アプローチにおける理学療法の展開

PT 関節可動域の確保

1 関節可動域の確保

　関節可動域の確保は，人間としての動作機能を獲得できるようにするための理学療法士の基本的な技術として位置づけられるべきである．

　四肢の関節可動域において，他動的な可動域と自動的な可動域とではメカニズムが異なる．他動的な関節可動域では体幹形態が移行していれば運動可能であるが，自動可動域は対側から移行しなければ困難となる．このことは動作として四肢が機能するためには関節可動域の保持が必須であるが，それだけでは動作として機能しないということを示す．他動関節可動域と自動関節可動域とは違うのだということを認識しなければならない．

　形態構築アプローチにおいて，関節可動域の改善に対しては基本的に体幹からアプローチする．体幹からアプローチできない場合，患肢以外の上下肢からアプローチし体幹の形態を変化させて患肢の治療を行う．そのため，体幹からのアプローチ，患肢または患肢対側の上肢および下肢からのアプローチ方法を列挙した（26頁より）．臨床の場面ではより患者に負担をかけない方法を選択していただきたい．

　関節可動域確保の方法は，体幹からのアプローチも四肢からのアプローチも共に体幹の可動方向，すなわち前額面上の左右の2方向，矢状面上の前後2方向，軸上の左右回旋2方向の計6方向のみであり，6方向の組み合わせで関節の動きが始動している．体幹可動方向と四肢の運動の組み合わせを理解して会得すれば理学療法の技術として多用できるはずである．

　形態構築アプローチでは体幹への直接的な加圧を利用した体幹からのアプローチと，手指のピンチを利用した体幹へのアプローチを主に行う．

　図21は，第10肋骨中端を外側に加圧し，体幹患肢側を同側へ偏位している図である．術者の第3指から4指の指先で軽く押さえてDIP関節，PIP関節を

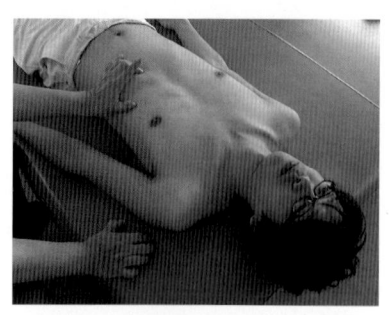

図21 体幹偏位に対する操作 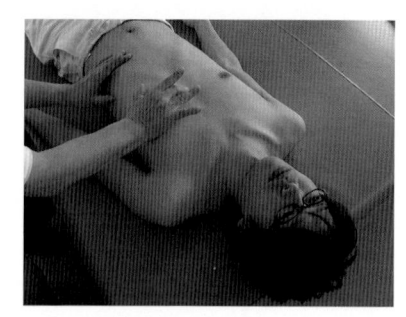　　図22 体幹の後方移行位に対する操作

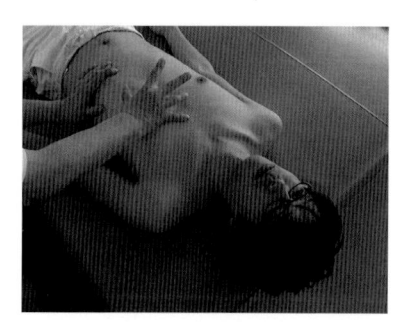

図23 体幹の前方移行位に対する操作

屈曲するようにして外側に引く手技であるが，引っ張るという感覚でなく圧を加えるような感覚で外側に引かなければならない．手掌で胸郭を外側から加圧する場合にも同様である．

　胸骨加圧とは，立位において押されていると感じる程度の力で押す手技である．大きな力で押すと過剰な反応が出て，四肢の動きのコントロールができなくなる恐れがある．**図22**は，胸骨下端を加圧して体幹の後方移行位を構築している図であるが，術者の第3指先端で加圧している．この場合も押すのでなく，軽く圧を加える程度である．

　図23は，術者の第5指で加圧して体幹を前方移行位にさせているが，押すのでなく軽く圧を加えるのであることを念頭に置いていただきたい．

　ピンチは患者に第1指と第2指でDIP関節が十分伸展するまで強く押し付けさせて体幹の片側矢状面の形態移行を行わせる方法である（**図24, 25**）．一側前腕回外位でのピンチで体幹の前腕操作側への偏位および前腕操作側体幹の前方移行位，前腕回内位で体幹の前腕操作対側への偏位および前腕操作側体幹の後方移行位を構築する．

　形態構築アプローチについて，結果が出ないとの指摘があるが，原因としては偏位，加圧ともに力の入れすぎである．即結果が出なければ，加圧の量をコ

図24　回内位でのピンチ　　　図25　回外位でのピンチ

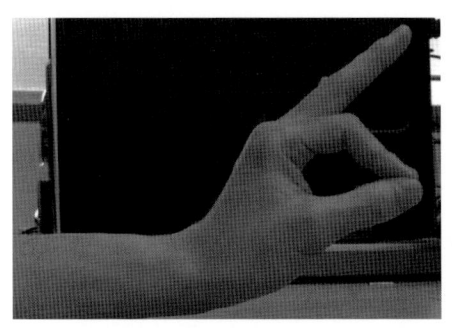

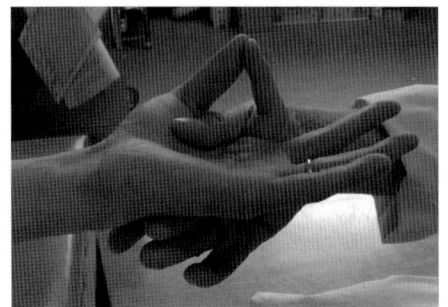

ントロールして再試行すべきである．経験を重ねることにより適切な量を会得することで効果が得られやすくなると考える．また，力を入れすぎると偏位でなく一軸性の回旋になることを留意しなければならない．

　本書では，術者の加圧する指を指定しているが，特に指定した指でなくても問題はない．筆者が長年にわたり形態構築アプローチを行ってきた結果，使いやすい手指を示したもので，読者の方々は自らの実践しやすい方法で行っていただきたい．

　次頁より，関節運動ごとにに分けて関節可動域改善に対する形態構築アプローチを解説する．

　　補足：写真は脱着衣であるが，臨床では着衣のまま行っている．本書では読者の皆様に理解されやすいよう脱着衣で示した．

2 肩関節への形態構築アプローチ

2)-① 屈曲：体幹の患肢側偏位および前方移行位の構築（後方位から前方移行位へ）

a. 体幹からのアプローチ

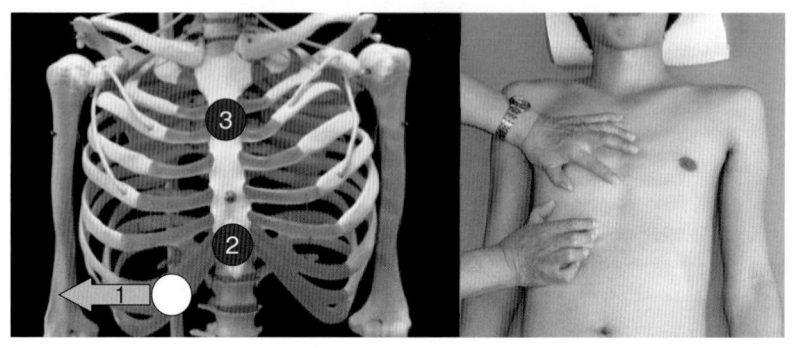

術者の一側手掌で患肢側の胸郭第10肋骨部を手掌で支えるように保持，第2〜4指のDIP・PIP関節を屈曲して第10肋骨中端を外側に引くように加圧，体幹の患肢側偏位を得る（①）．続いて，他側の第2指で胸骨下端を加圧（②），次に第5指で胸骨上端を加圧する（③）．これら3種の加圧をこの順序で繰り返し，胸骨上端の加圧で終了とし，体幹の患肢側偏位，前方移行位を構築．手背から支えるように肩関節屈曲の他動運動，または自動運動を施行．

b. 患肢側前腕からのアプローチ

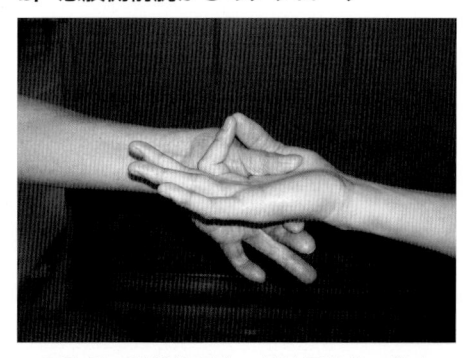

患肢側の肘関節屈曲・前腕回外位で術者の母指で患者の母指を外転位に保持し，第2・3指で手背から手関節を支えながら前腕回外し体幹の患肢側偏位を得る．続いて前腕回外位で患者に第1指と第2指で強くピンチを行わせ，体幹患肢側の前方移行位を得る．前腕回外，ピンチと順に繰り返し，前腕回外位でのピンチで終了とし，体幹の患肢側偏位，前方移行位を構築．手背から支えるように肩関節屈曲の他動運動，または自動運動を施行．

c. 患肢対側前腕からのアプローチ

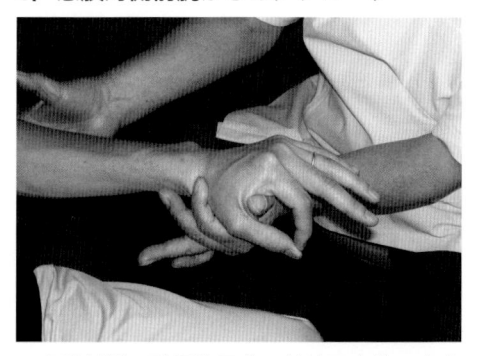

患肢対側の肘関節屈曲・前腕回内位で患者の母指を外転位に保持し第2・3指で手掌から手関節を支えて前腕回内し，体幹の患肢側偏位を得る．続いて前腕回内位で，患者に第1指と第2指でピンチを強く行わせ，体幹患肢対側の後方移行位を得る．前腕回内，ピンチと順に繰り返し，前腕回内位でのピンチで終了とし，体幹の患肢側偏位，前方移行位を構築．手背から支えるように肩関節屈曲の他動運動，または自動運動を施行．

2)-② 伸展：体幹の患肢対側偏位および後方移行位の構築（前方位から後方移行位へ）

a. 体幹からのアプローチ

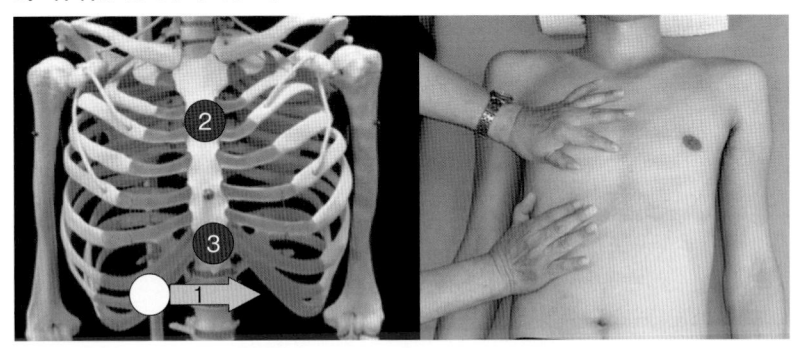

患肢側の第10肋骨中端を第2～4指のDIP・PIP関節を屈曲するようにして保持，胸郭中端外側を術者の一側手掌で押すように加圧して体幹の患肢対側偏位を得る（①）．続いて他側の第5指で胸骨上端を加圧（②）して体幹の前方移行位，第2指で胸骨下端を加圧して体幹の後方移行位を繰り返して胸骨下端加圧（③）で終了とし，体幹の患肢対側偏位，後方移行位を構築する．手掌を支えるように加圧しながら肩関節伸展の他動運動，または自動運動を施行．

b. 患肢側前腕からのアプローチ

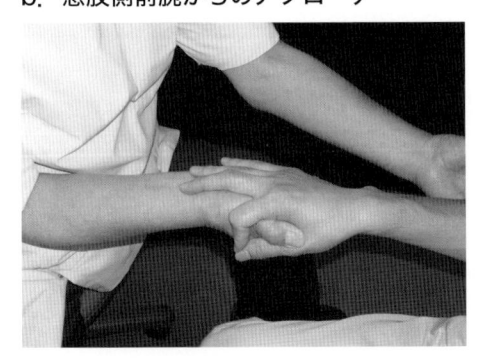

患肢側の肘関節屈曲・前腕回内位で患者の母指を外転位に保持し第2・3指で手掌から手関節を支えて前腕回内し，体幹の患肢側偏位を得る．続いて前腕回内位で，患者に第1指と第2指でピンチを強く行わせ，体幹患肢側の後方移行位を得る．前腕回内，ピンチと順に繰り返して，前腕回内位でのピンチで終了とし，体幹の患肢対側偏位および後方移行位を構築．手掌を支えるように加圧しながら肩関節屈曲の他動運動，または自動運動を施行．

c. 患肢対側前腕からのアプローチ

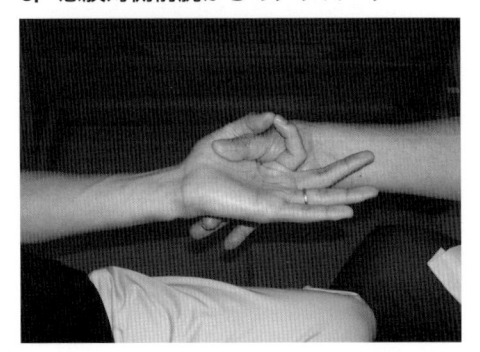

患肢対側の肘関節屈曲・前腕回外位で術者の母指で患者の母指を外転位に保持し，第2・3指で手背から手関節を支えながら前腕回外し体幹の患肢側偏位を得る．続いて前腕回外位で患者に第1指と第2指で強くピンチを行わせ，体幹患肢側の前方移行位を得る．前腕回外，ピンチと順に繰り返し，前腕回外位でのピンチで終了とし，体幹の患肢対側偏位および患肢側の後方移行位を構築．手掌を支えるように加圧しながら肩関節屈曲の他動運動，または自動運動を施行．

2)-③ 外転：体幹の患肢側偏位の構築（対側偏位から同側偏位へ）

a. 体幹からのアプローチ

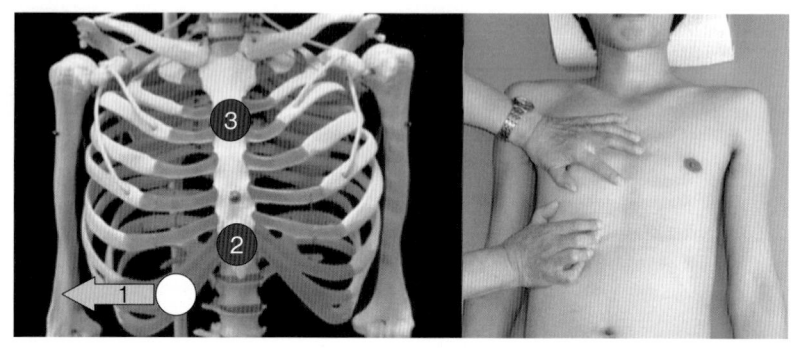

術者の一側手掌で患肢側の胸郭第 10 肋骨部を手掌で支えるように保持，第 2〜4 指の DIP・PIP 関節を屈曲して第 10 肋骨中端を外側に引くように加圧，体幹の患肢側偏位を得る（①）．続いて，他側第 2 指で胸骨下端を加圧（②），次に第 5 指で胸骨上端を加圧する（③）．これら 3 種の加圧をこの順序で繰り返し，胸骨上端の加圧で終了とし，体幹の患肢側偏位および前方移行位を構築．手背を支えるように加圧しながら肩関節外転の他動運動，または自動運動を施行．

b. 患肢側前腕からのアプローチ

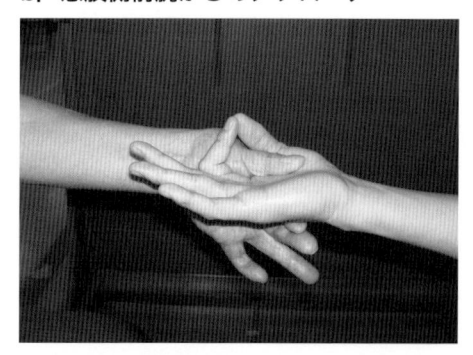

患肢側の肘関節屈曲・前腕回外位で術者の母指で患者の母指を外転位に保持し，第 2・3 指で手背から手関節を支えながら前腕回外し体幹の患肢側偏位を得る．続いて前腕回外位で患者に第 1 指と第 2 指で強くピンチを行わせ，体幹患肢側の前方移行位を得る．前腕回外，ピンチと順に繰り返し，前腕回外位でのピンチで終了とし，体幹の患肢側偏位，前方移行位を構築．手背を支えるように加圧しながら肩関節外転の他動運動，または自動運動を施行．

c. 患肢対側前腕からのアプローチ

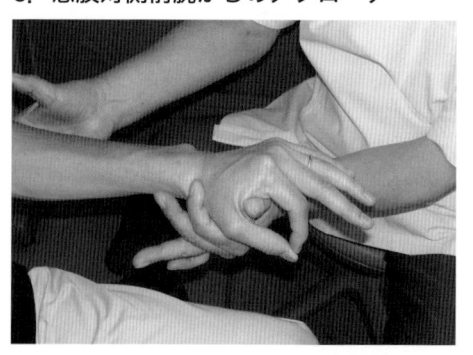

患肢対側の肘関節屈曲・前腕回内位で患者の母指を外転位に保持し第 2・3 指で手掌から手関節を支えて前腕回内し，体幹の患肢側偏位を得る．続いて前腕回内位で，患者に第 1 指と第 2 指でピンチを強く行わせ，体幹患肢対側の後方移行位を得る．前腕回内，ピンチと順に繰り返し，前腕回内位でのピンチで終了とし，体幹の患肢側偏位，前方移行位を構築．手背を支えるように加圧しながら肩関節外転の他動運動，または自動運動を施行．

2-④　内転：体幹の患肢対側偏位の構築（患肢側偏位から対側偏位へ）

a. 体幹からのアプローチ

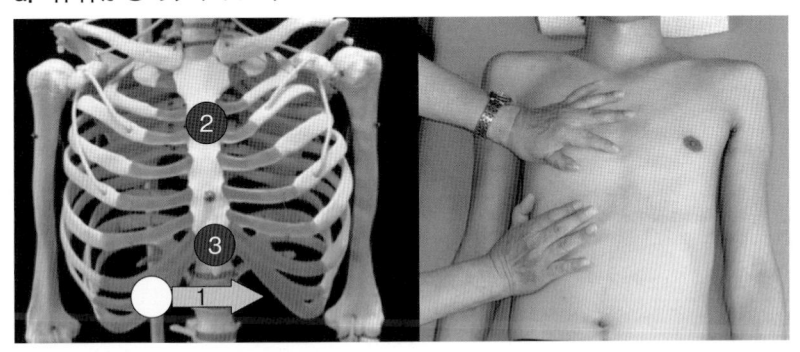

患肢側の第10肋骨中端を第2～4指のDIP・PIP関節を屈曲するようにして支え，患肢側の胸郭外側中端を術者の一側手掌で外側から加圧し体幹を患肢対側偏位させる（①）．次に第2指で胸骨上端を加圧（②）して体幹を前方移行位，続いて第5指で胸骨下端を加圧（③）して体幹の後方移行位を得る．これら3種の加圧をこの順序で繰り返し，胸骨下端の加圧で終了，体幹の患肢対側偏位および後方移行位を構築．手掌を支えるように加圧しながら肩関節内転の他動運動，または自動運動の施行．

b. 患肢側前腕からのアプローチ

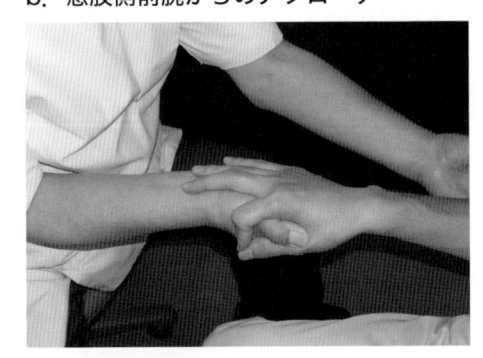

患肢側の肘関節屈曲・前腕回内位で患者の母指を外転位に保持し第2・3指で手掌から手関節を支えて前腕回内し，体幹の患肢側偏位を得る．続いて前腕回内位で，患者に第1指と第2指でピンチを強く行わせ，体幹患肢側の後方移行位を得る．前腕回内，ピンチと順に繰り返して，前腕回内位でのピンチで終了とし，体幹の患肢対側偏位および後方移行位を構築．手掌を支えるように加圧しながら肩関節内転の他動運動，または自動運動を施行．

c. 患肢対側前腕からのアプローチ

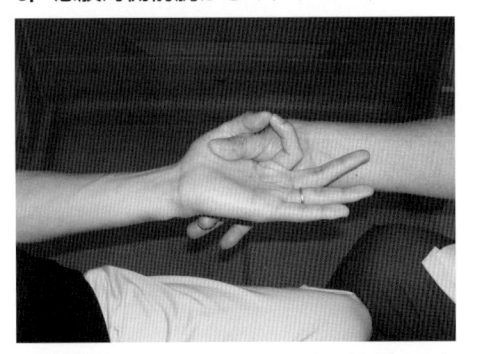

患肢対側の肘関節屈曲・前腕回外位で術者の母指で患者の母指を外転位に保持し，第2・3指で手背から手関節を支えながら前腕回外し体幹の患肢側偏位を得る．続いて前腕回外位で患者に第1指と第2指で強くピンチを行わせ，体幹患肢側の前方移行位を得る．前腕回外，ピンチと順に繰り返し，前腕回外位でのピンチで終了とし，体幹の患肢対側偏位，患肢側の後方移行位を構築．手掌を支えるように加圧しながら肩関節内転の他動運動，または自動運動を施行．

2)-⑤ 水平外転：体幹の患肢対側偏位の構築（患肢側偏位から対側偏位へ）

a. 体幹からのアプローチ

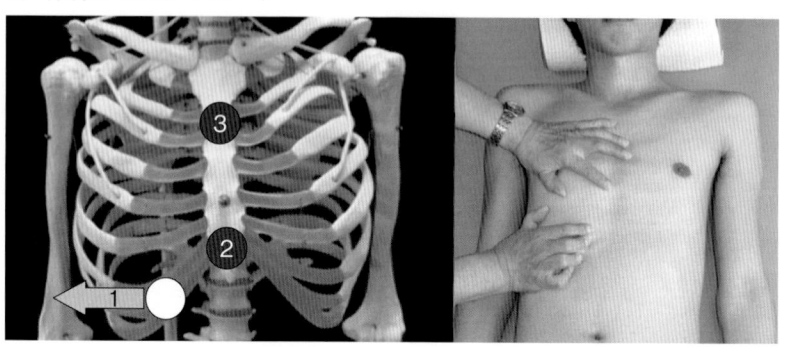

　術者の一側手掌で患肢側の胸郭第 10 肋骨部を手掌で支えるように保持，第 2〜4 指の DIP・PIP 関節を屈曲して第 10 肋骨中端を外側に引くように加圧し，体幹の患肢側偏位を得る（①）．続いて，他側第 2 指で胸骨下端を加圧（②），次に第 5 指で胸骨上端を加圧する（③）．これら 3 種の加圧をこの順序で繰り返し，胸骨上端の加圧で終了とし，体幹の患肢側偏位および前方移行位を構築．手背から支えるように肩関節屈曲の他動運動，または自動運動を施行．手背を加圧しながら肩関節水平外転の他動運動，または自動運動を施行．

b. 患肢側前腕からのアプローチ

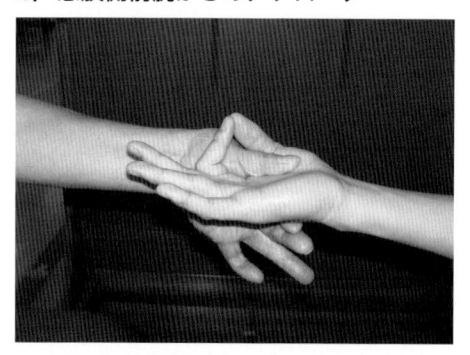

　患肢側の肘関節屈曲・前腕回外位で術者の母指で患者の母指を外転位に保持し，第 2・3 指で手背から手関節を支えながら前腕回外し体幹の患肢側偏位を得る．続いて前腕回外位で患者に第 1 指と第 2 指で強くピンチを行わせ，体幹患肢側の前方移行位を得る．前腕回外，ピンチと順に繰り返し，前腕回外位でのピンチで終了とし，体幹の患肢側偏位，前方移行位を構築．手背を加圧しながら肩関節水平外転の他動運動，または自動運動を施行．

c. 患肢対側前腕からのアプローチ

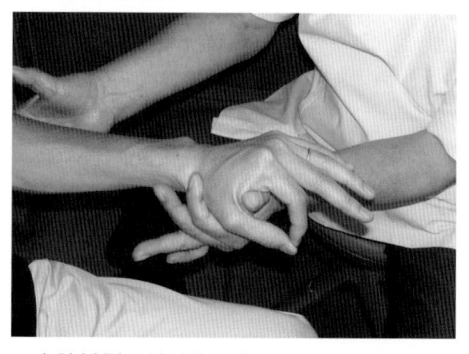

　患肢対側の肘関節屈曲・前腕回内位で患者の母指を外転位に保持し第 2・3 指で手掌から手関節を支えて前腕回内し，体幹の患肢側偏位を得る．続いて前腕回内位で，患者に第 1 指と第 2 指でピンチを強く行わせ，体幹患肢対側への後方移行位を得る．前腕回内，ピンチと順に繰り返し，前腕回内位でのピンチで終了とし，体幹の患肢側偏位，前方移行位を構築．手背を加圧しながら肩関節水平外転の他動運動，または自動運動を施行．

2)-⑥ 水平内転：体幹の患肢側偏位の構築（対側偏位から患肢側偏位へ）

a. 体幹からのアプローチ

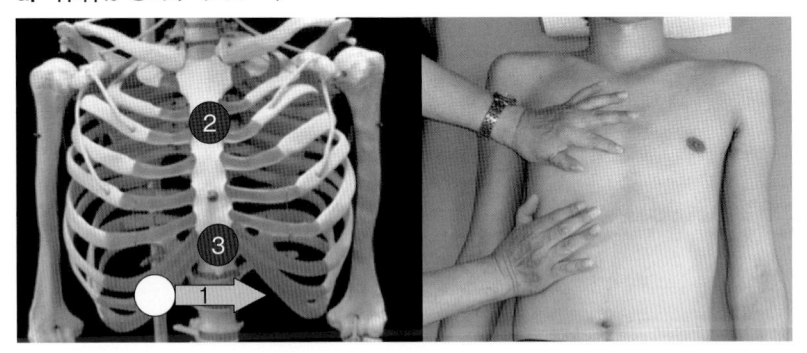

患肢側の第 10 肋骨中端を第 2〜4 指の DIP・PIP 関節を屈曲するようにして支え，患肢側の胸郭外側中端を術者の一側手掌で外側から加圧し体幹を患肢対側偏位させる（①）．次に第 2 指で胸骨上端を加圧（②）して体幹を前方移行位させる．続いて第 5 指で胸骨下端を加圧（③）して体幹の後方移行位を得る．これら 3 種の加圧をこの順序で繰り返し，胸骨下端の加圧で終了，体幹の患肢対側への偏位および後方移行位を構築．手掌を加圧しながら肩関節水平内転の他動運動，または自動運動を施行．

b. 患肢側前腕からのアプローチ

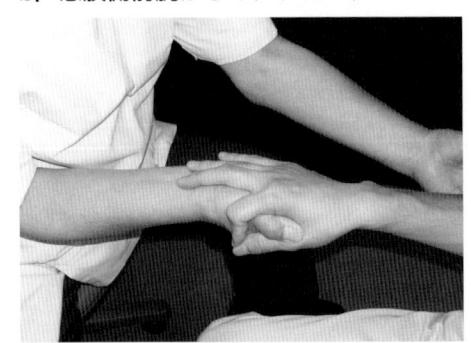

患肢側の肘関節屈曲・前腕回内位で患者の母指を外転位に保持し第 2・3 指で手掌から手関節を支えて前腕回内し，体幹の患肢側偏位を得る．続いて前腕回内位で，患者に第 1 指と第 2 指でピンチを強く行わせ，体幹患肢側の後方移行位を得る．前腕回内，ピンチと順に繰り返して，前腕回内位でのピンチで終了とし，体幹の患肢対側への偏位および後方移行位を構築．手掌を加圧しながら肩関節水平内転の他動運動，または自動運動を施行．

c. 患肢対側前腕からのアプローチ

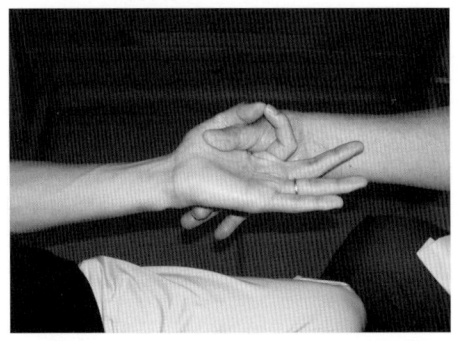

患肢対側の肘関節屈曲・前腕回外位で術者の母指で患者の母指を外転位に保持し，第 2・3 指で手背から手関節を支えながら前腕回外し体幹の患肢側偏位を得る．続いて前腕回外位で患者に第 1 指と第 2 指で強くピンチを行わせ，体幹患肢側の前方移行位を得る．前腕回外，ピンチと順に繰り返し，前腕回外位でのピンチで終了とし，体幹の患肢対側偏位および患肢側の後方移行位を構築．手掌を加圧しながら肩関節水平内転の他動運動，または自動運動を施行．

2)-⑦　外旋：体幹の片側への前方移行位の構築（片側後方位から片側前方移行位へ）

a. 体幹からのアプローチ

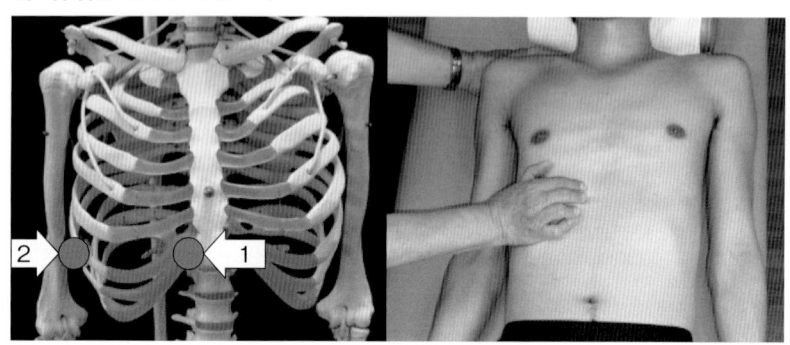

　胸骨剣状突起部位の高さで患肢側の第10肋骨を母指と示指とで挟み込むようにして外側方向に加圧し，体幹上端の前方移行位を得る（①）．次に内側方向に加圧し，体幹上端の後方移行位を得る（②）．この工程を繰り返し，外側方向への移行で終了とし，体幹の患肢側偏位および体幹患肢側上端の前方移行位を構築．手背を支えるように加圧しながら肩関節外旋の他動運動，または自動運動を施行．

b. 患肢側前腕からのアプローチ

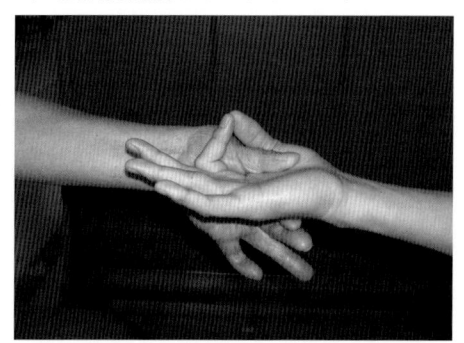

　患肢側の肘関節屈曲・前腕回外位で術者の母指で患者の母指を外転位に保持し，第2・3指で手背から手関節を支えながら前腕回外し体幹の患肢側偏位を得る．続いて前腕回外位で患者に第1指と第2指で強くピンチを行わせ，体幹患肢側の前方移行位を得る．前腕回外，ピンチと順に繰り返し，前腕回外位でのピンチで終了とし，体幹の患肢側偏位および前方移行位を構築．手背を支えるように加圧しながら肩関節外旋の他動運動，または自動運動を施行．

c. 患肢対側前腕からのアプローチ

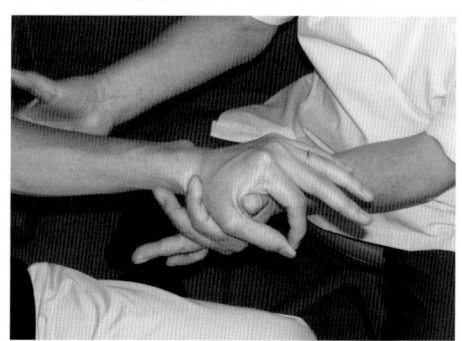

　患肢対側の肘関節屈曲・前腕回内位で患者の母指を外転位に保持し第2・3指で手掌から手関節を支えて前腕回内し，体幹の患肢側偏位を得る．続いて前腕回内位で，患者に第1指と第2指でピンチを強く行わせ，体幹患肢対側の後方移行位を得る．前腕回内，ピンチと順に繰り返し，前腕回内位でのピンチで終了とし，体幹の患肢側偏位および前方移行位を構築．手背を支えるように加圧しながら肩関節外旋の他動運動，または自動運動を施行．

2)-⑧　内旋：体幹片側への後方移行位の構築（体幹の片側前方位から片側後方移行位へ）

a. 体幹からのアプローチ

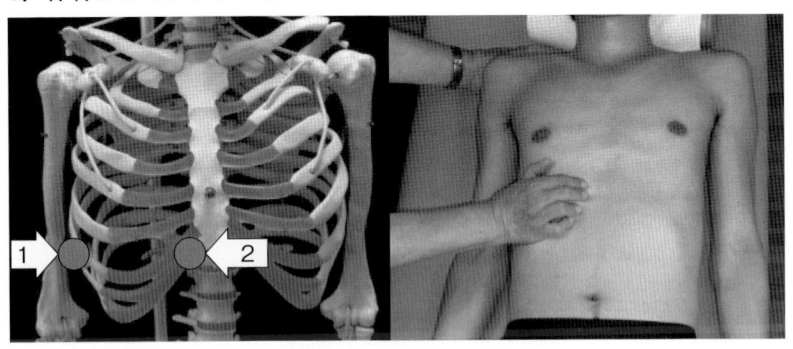

　胸骨剣状突起部位の高さで患肢側の第10肋骨を母指と示指とで挟み込むようにして内側方向に加圧し、体幹の患肢側上端の後方移行位を得る（①）．次に外側方向に加圧し体幹上端の前方移行位を得る（②）．この工程を繰り返し、内側方向への移行で終了とし、体幹の患肢対側偏位および体幹患肢側上端の後方移行位を構築．手掌を支えるように加圧しながら肩関節内旋の他動運動、または自動運動を施行．

b. 患肢側前腕からのアプローチ

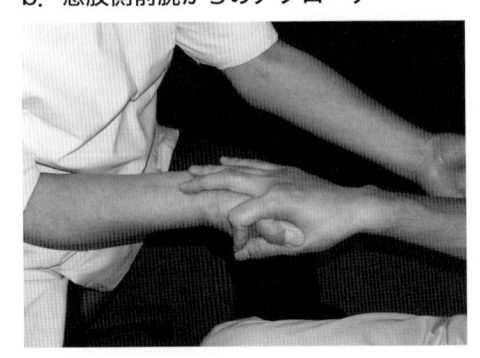

　患肢側の肘関節屈曲・前腕回内位で患者の母指を外転位に保持し第2・3指で手掌から手関節を支えて前腕回内し、体幹の患肢側偏位を得る．続いて前腕回内位で、患者に第1指と第2指でピンチを強く行わせ、体幹患肢側の後方移行位を得る．前腕回内、ピンチと順に繰り返して、前腕回内位でのピンチで終了とし、体幹の患肢対側偏位および体幹患肢側上端の後方移行位を構築．手掌を支えるように加圧しながら肩関節内旋の他動運動、または自動運動を施行．

c. 患肢対側前腕からのアプローチ

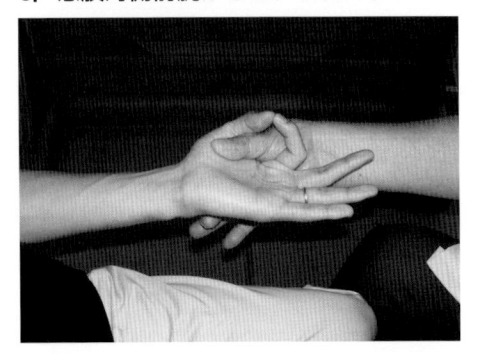

　患肢対側の肘関節屈曲・前腕回外位で術者の母指で患者の母指を外転位に保持し、第2・3指で手背から手関節を支えながら前腕回外し体幹の患肢側偏位を得る．続いて前腕回外位で患者に第1指と第2指で強くピンチを行わせ、体幹患肢側の前方移行位を得る．前腕回外、ピンチと順に繰り返し、前腕回外位でのピンチで終了とし、体幹の患肢対側偏位および体幹患肢側上端の後方移行位を構築．手掌を支えるように加圧しながら肩関節内旋の他動運動、または自動運動を施行．

3 肘関節への形態構築アプローチ

3)-① 屈曲：体幹の後方移行位の構築（前方位から後方移行位へ）

a. 体幹からのアプローチ

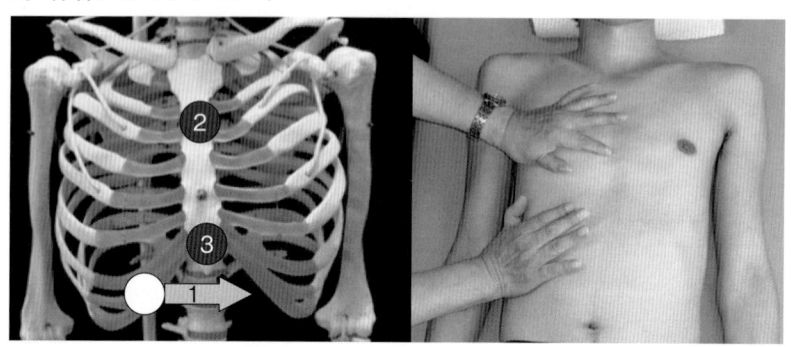

患肢側の第10肋骨中端を第2～4指のDIP・PIP関節を屈曲するようにして保持，胸郭中端外側を術者の一側手掌で押すように加圧して体幹を患肢対側偏位させ（①），続いて他側手第5指で胸骨上端を加圧（②）して体幹の前方移行位，第2指で胸骨下端を加圧して体幹の後方移行位を繰り返して胸骨下端の加圧（③）で終了とし，体幹患肢の対側偏位および後方移行位を構築．手掌を支えるように加圧しながら肘関節屈曲の他動運動，または自動運動を施行．

b. 患肢側前腕からのアプローチ

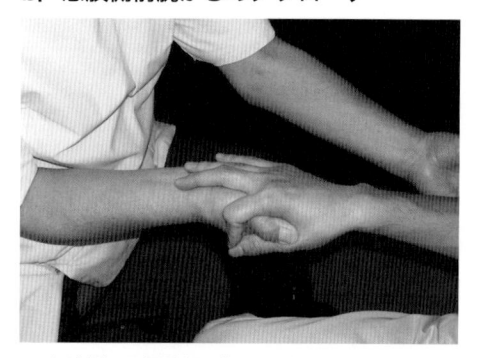

患肢側の肘関節屈曲・前腕回内位で患者の母指を外転位に保持し第2・3指で手掌から手関節を支えて前腕回内し，体幹の患肢側偏位を得る．続いて前腕回内位で，患者に第1指と第2指でピンチを強く行わせ，体幹患肢側の後方移行位を得る．前腕回内，ピンチと順に繰り返して，前腕回内位でのピンチで終了とし，体幹の患肢対側偏位および後方移行位を構築．手掌を支えるように加圧しながら肘関節屈曲の他動運動，または自動運動を施行．

c. 患肢対側前腕からのアプローチ

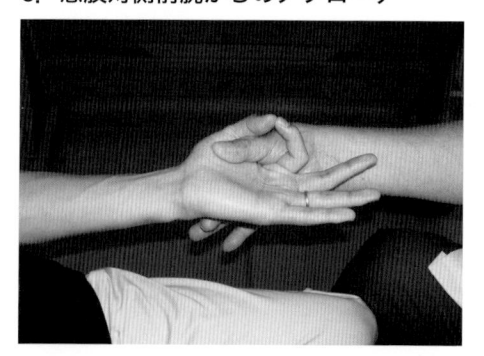

患肢対側の肘関節屈曲・前腕回外位で術者の母指で患者の母指を外転位に保持し，第2・3指で手背から手関節を支えながら前腕回外し体幹の患肢側偏位を得る．続いて前腕回外位で患者に第1指と第2指で強くピンチを行わせ，体幹患肢側の前方移行位を得る．前腕回外，ピンチと順に繰り返し，前腕回外位でのピンチで終了とし，体幹の患肢対側偏位および患肢側の後方移行位を構築．手掌を支えるように加圧しながら肘関節屈曲の他動運動，または自動運動を施行．

2　形態構築アプローチにおける理学療法の展開

3)-② 伸展：体幹の前方移行位の構築（後方位から前方移行位へ）

a. 体幹からのアプローチ

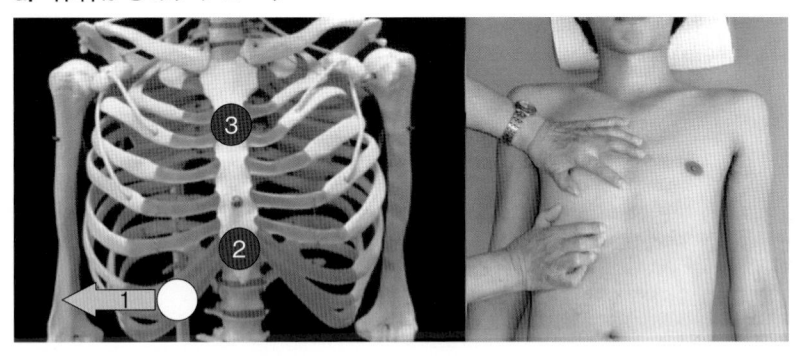

　術者の一側手掌で患肢側の第 10 肋骨部を手掌で支えるように保持，第 2～4 指の DIP・PIP 関節を屈曲して第 10 肋骨中端を外側に引くように加圧，体幹の患肢側への偏位を得る（①）．続いて，他側第 2 指で胸骨下端を加圧（②），次に第 5 指で胸骨上端を加圧する（③）．これら 3 種の加圧をこの順序で繰り返し，胸骨上端の加圧で終了とし，体幹の患肢側偏位および前方移行位を構築．手背を支えるように加圧しながら肘関節伸展の他動運動，または自動運動を施行．

b. 患肢側前腕からのアプローチ

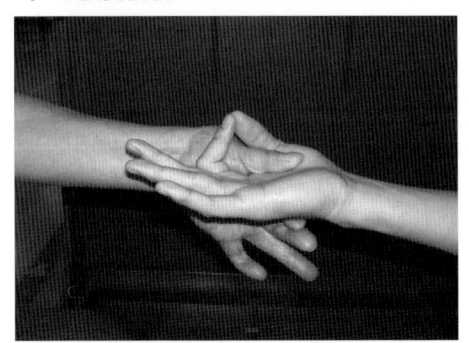

　患肢側の肘関節屈曲・前腕回外位で術者の母指で患者の母指を外転位に保持し，第 2・3 指で手背から手関節を支えながら前腕回外し体幹の患肢側偏位を得る．続いて前腕回外位で患者に第 1 指と第 2 指で強くピンチを行わせ，体幹患肢側の前方移行位を得る．前腕回外，ピンチと順に繰り返し，前腕回外位でのピンチで終了とし，体幹の患肢側偏位および前方移行位を構築．手背を支えるように加圧しながら肘関節伸展の他動運動，または自動運動を施行．

c. 患肢対側前腕からのアプローチ

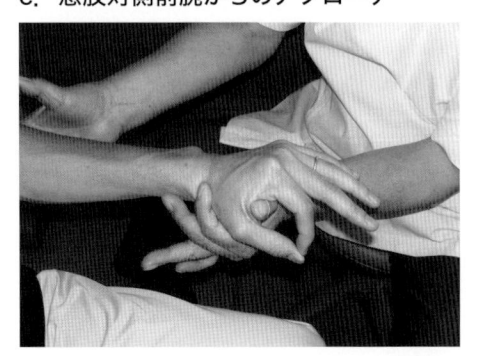

　患肢対側の肘関節屈曲・前腕回内位で患者の母指を外転位に保持し，第 2・3 指で手掌から手関節を支えて前腕回内し，体幹の患肢側偏位を得る．続いて前腕回内位で，患者に第 1 指と第 2 指でピンチを強く行わせ，体幹患肢対側の後方移行位を得る．前腕回内，ピンチと順に繰り返し，前腕回内位でのピンチで終了とし，体幹の患肢側偏位および前方移行位を構築．手背を支えるように加圧しながら肘関節伸展の他動運動，または自動運動を施行．

3)-③　前腕回内：体幹の患肢対側偏位の構築（患肢側偏位から対側偏位へ）

a. 体幹からのアプローチ

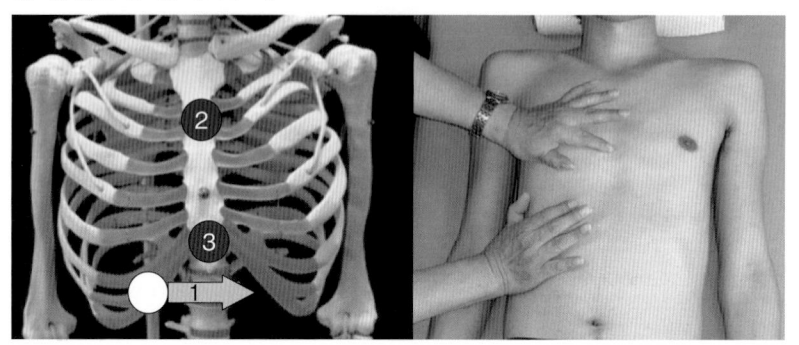

　患肢側の胸郭外側中端から内側に手掌で加圧して体幹の対側偏位（①），次に第5指で胸骨上端を加圧（②）し体幹の前方移行位を得る．続いて胸骨下端を加圧（③）して体幹の後方移行位を得る．これら3種の加圧をこの順序で繰り返し，胸骨下端の加圧で終了とし，体幹の患肢対側偏位および患肢側の後方移行位を構築．手関節と手掌を支えるように加圧しながら前腕回内の他動運動，または自動運動を施行．

b. 患肢対側前腕からのアプローチ

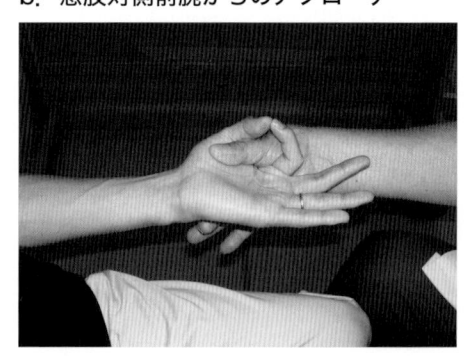

　患肢対側の肘関節屈曲・前腕回外位で術者の母指で患者の母指を外転位に保持し，第2・3指で手背から手関節を支えながら前腕回外し体幹の患肢側偏位を得る．続いて前腕回外位で患者に第1指と第2指で強くピンチを行わせ，体幹患肢側の前方移行位を得る．前腕回外，ピンチと順に繰り返し，前腕回外位でのピンチで終了とし，体幹の患肢対側偏位および患肢側の後方移行位を構築．手掌を支えるように加圧しながら前腕回内の他動運動，または自動運動を施行．

3)-④　前腕回外：体幹患肢側偏位の構築（対側偏位から患肢側偏位へ）

a. 体幹からのアプローチ

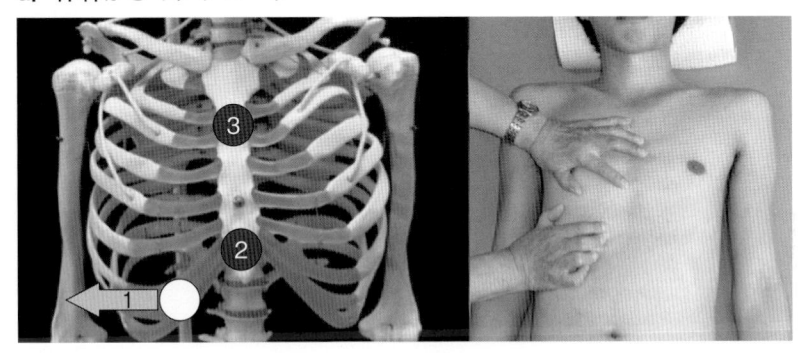

　術者の一側手掌で患肢側の第 10 肋骨部を手掌で支えるように保持，第 2～4 指の DIP・PIP 関節を屈曲して第 10 肋骨中端を外側に引くように加圧，体幹の患肢側偏位を得る（①）．続いて，他側第 2 指で胸骨下端を加圧（②），次に第 5 指で胸骨上端を加圧する（③）．これら 3 種の加圧をこの順序で繰り返し，胸骨上端の加圧で終了とし，体幹の患肢側偏位および前方移行位を構築．術者母指で患者の母指を外転位に保持して第 2 指および第 3 指で手関節手背部を支えて前腕回外の他動運動，または自動運動を施行．

b. 患肢対側前腕からのアプローチ

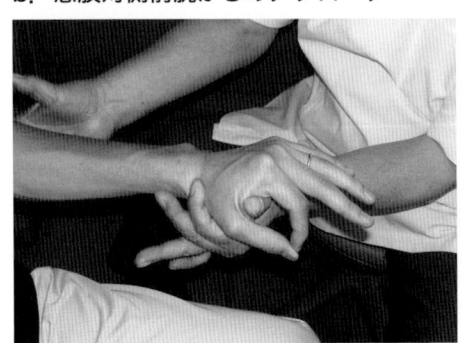

　患肢対側の肘関節屈曲・前腕回内位で患者の母指を外転位に保持し第 2・3 指で手掌から手関節を支えて前腕回内し，体幹の患肢側偏位を得る．続いて前腕回内位で，患者に第 1 指と第 2 指でピンチを強く行わせ，体幹患肢対側の後方移行位を得る．前腕回内，ピンチと順に繰り返し，前腕回内位でのピンチで終了とし，体幹の患肢側偏位および前方移行位を構築．手背を支えるように加圧しながら前腕回外の他動運動，または自動運動を施行．

4 手関節への形態構築アプローチ

4)-① 背屈：体幹の前方移行位の構築（後方位から前方移行位へ）

a. 体幹からのアプローチ

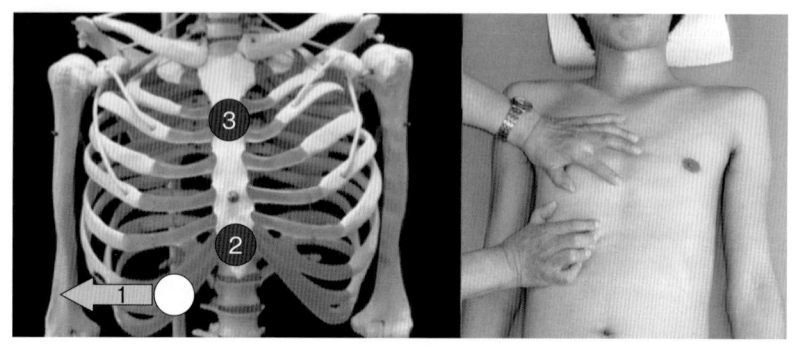

術者の一側手掌で患肢側の第10肋骨部を手掌で支えるように保持，第2〜4指のDIP・PIP関節を屈曲して第10肋骨中端を外側に引くように加圧，体幹の患肢側偏位を得る（①）．続いて，他側第2指で胸骨下端を加圧（②），次に第5指で胸骨上端を加圧する（③）．これら3種の加圧をこの順序で繰り返し，胸骨上端の加圧で終了とし，体幹の患肢側偏位および前方移行位を構築．手掌を加圧しながら手関節背屈の他動運動，または自動運動を施行．

b. 患肢側前腕からのアプローチ

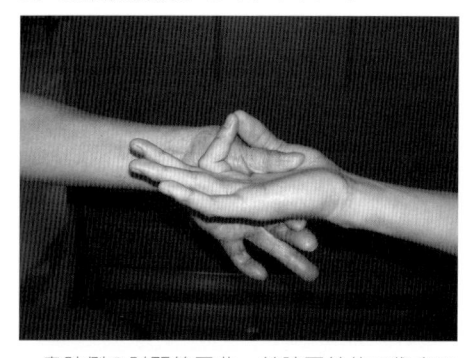

患肢側の肘関節屈曲・前腕回外位で術者の母指で患者の母指を外転位に保持し，第2・3指で手背から手関節を支えながら前腕回外し体幹の患肢側偏位を得る．続いて前腕回外位で患者に第1指と第2指で強くピンチを行わせ，体幹患肢側の前方移行位を得る．前腕回外，ピンチと順に繰り返し，前腕回外位でのピンチで終了とし，体幹の患肢側偏位および前方移行位を構築．手掌を加圧しながら手関節背屈の他動運動，または自動運動を施行．

c. 患肢対側前腕からのアプローチ

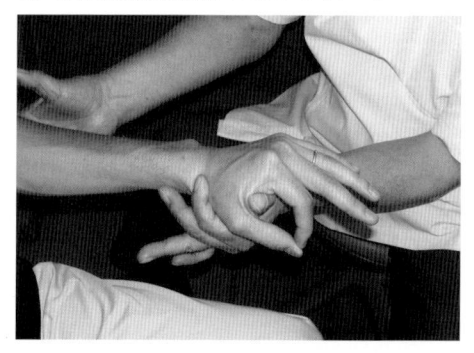

患肢対側の肘関節屈曲・前腕回内位で患者の母指を外転位に保持し第2・3指で手掌から手関節を支えて前腕回内し，体幹の患肢側偏位を得る．続いて前腕回内位で，患者に第1指と第2指でピンチを強く行わせ，体幹患肢対側の後方移行位を得る．前腕回内，ピンチと順に繰り返し，前腕回内位でのピンチで終了とし，体幹の患肢側偏位および前方移行位を構築．手掌を加圧しながら手関節背屈の他動運動，または自動運動を施行．

4)-② 掌屈：体幹の後方移行位の構築（前方位から後方移行位へ）

a. 体幹からのアプローチ

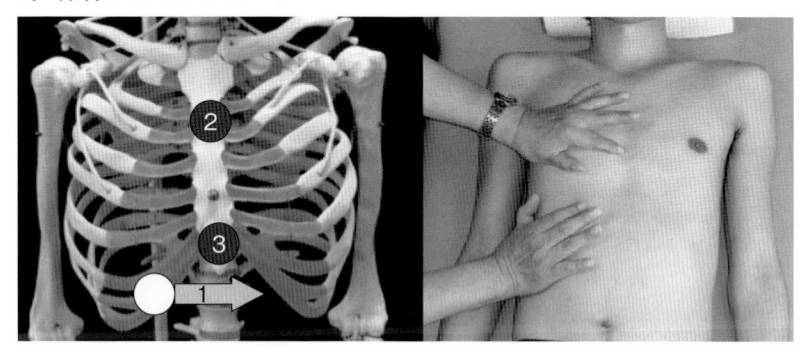

　患肢側の第10肋骨中端を第2〜4指のDIP・PIP関節を屈曲するようにして保持，胸郭中端外側を術者の一側手掌で押すように加圧して体幹の患肢対側偏位（①），続いて他側手第5指で胸骨上端を加圧（②）して体幹の前方移行位，第2指で胸骨下端を加圧（③）して体幹の後方移行位を繰り返して胸骨下端の加圧で終了とし，体幹の患肢対側偏位および後方移行位を構築．手背を加圧しながら手関節掌屈の他動運動，または自動運動を施行．

b. 患肢側前腕からのアプローチ

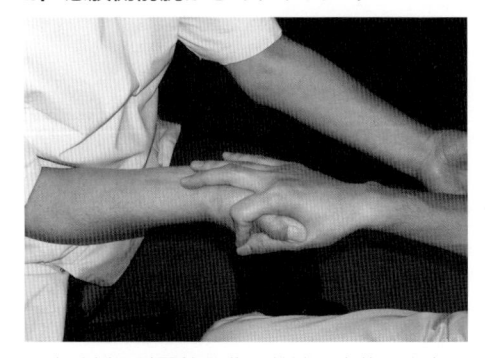

　患肢側の肘関節屈曲・前腕回内位で患者の母指を外転位に保持し第2・3指で手掌から手関節を支えて前腕回内し，体幹の患肢側偏位を得る．続いて前腕回内位で，患者に第1指と第2指でピンチを強く行わせ，体幹患肢側の後方移行位を得る．前腕回内，ピンチと順に繰り返して，前腕回内位でのピンチで終了とし，体幹の患肢対側偏位および後方移行位を構築．手背を加圧しながら手関節掌屈の他動運動，または自動運動を施行．

c. 患肢対側前腕からのアプローチ

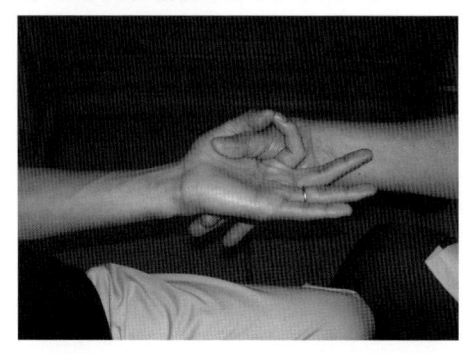

　患肢対側の肘関節屈曲・前腕回外位で術者の母指で患者の母指を外転位に保持し，第2・3指で手背から手関節を支えながら前腕回外し体幹の患肢側偏位を得る．続いて前腕回外位で患者に第1指と第2指で強くピンチを行わせ，体幹患肢側の前方移行位を得る．前腕回外，ピンチと順に繰り返し，前腕回外位でのピンチで終了とし，体幹の患肢対側偏位および患肢側の後方移行位を構築．手背を加圧しながら手関節掌屈の他動運動，または自動運動を施行．

5 手指への形態構築アプローチ

5)-① 屈曲：体幹の後方移行位の構築（前方位から後方移行位へ）

a. 体幹からのアプローチ

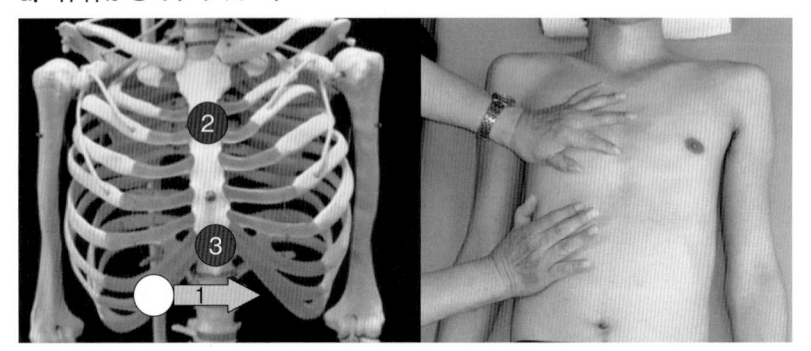

患肢側の胸郭外側中端から内側に手掌で加圧して体幹の対側偏位（①），次に第5指で胸骨上端を加圧（②）し体幹の前方移行位を得る．続いて胸骨下端を加圧（③）して体幹の後方移行位を得る．これら3種の加圧をこの順序で繰り返し，胸骨下端の加圧で終了とし，体幹の患肢対側偏位および患肢側の後方移行位を構築．指腹から手掌に移動しながら加圧，手指関節屈曲の他動運動，または自動運動を施行．

b. 患肢側前腕からのアプローチ

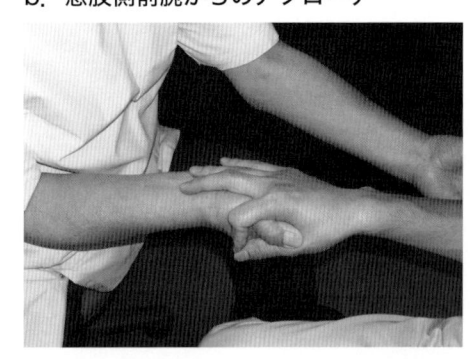

患肢側の肘関節屈曲・前腕回内位で患者の母指を外転位に保持して体幹の患肢側偏位を得る．続いて，第2指および第3指で手関節を支えて前腕回内して体幹の患肢対側偏位を得る．これらの順に繰り返し前腕回内位で終了とし，体幹の患肢対側偏位および患肢側の後方移行位を構築．指腹から手掌に移動しながら加圧，手指関節屈曲の他動運動，または自動運動を施行．

c. 患肢対側前腕からのアプローチ

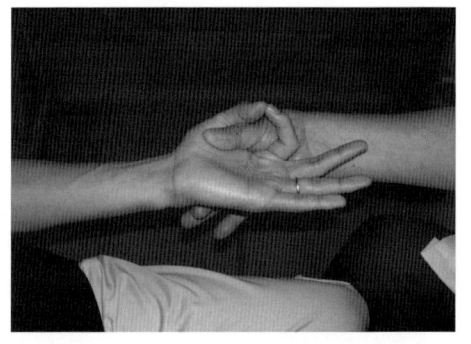

患肢対側の肘関節屈曲・前腕回外位で術者の母指で患者の母指を外転位に保持し，第2・3指で手背から手関節を支えながら前腕回外し体幹の患肢側偏位を得る．続いて前腕回外位で患者に第1指と第2指で強くピンチを行わせ，体幹患肢側の前方移行位を得る．前腕回外，ピンチと順に繰り返し，前腕回外位でのピンチで終了とし，体幹の患肢対側偏位および患肢側の後方移行位を構築．指腹から手掌に移動しながら加圧，手指関節屈曲の他動運動，または自動運動を施行．

5)-② 伸展：体幹の前方移行位の構築（後方位から前方移行位へ）

a. 体幹からのアプローチ

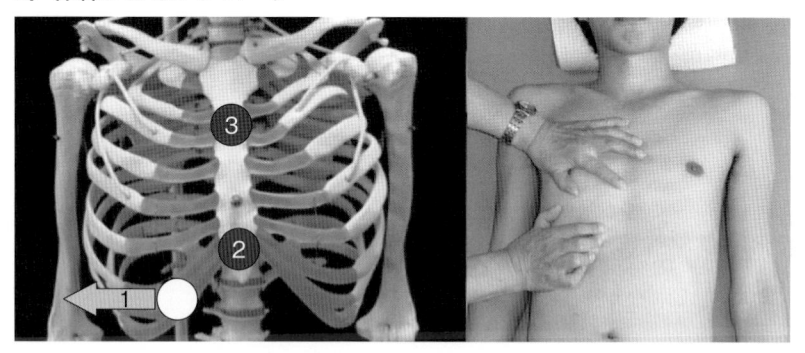

術者の一側手掌で患肢側の第10肋骨部を手掌で支えるように保持，第2～4指のDIP・PIP関節を屈曲して第10肋骨中端を外側に引くように加圧，体幹の患肢側偏位を得る（①）．続いて，他側第2指で胸骨下端を加圧（②），次に第5指で胸骨上端を加圧する（③）．これら3種の加圧をこの順序で繰り返し，胸骨上端の加圧で終了とし，体幹の患肢側偏位および前方移行位を構築．手背を支えるように加圧しながら手指関節伸展の他動運動，または自動運動を施行．

b. 患肢側前腕からのアプローチ

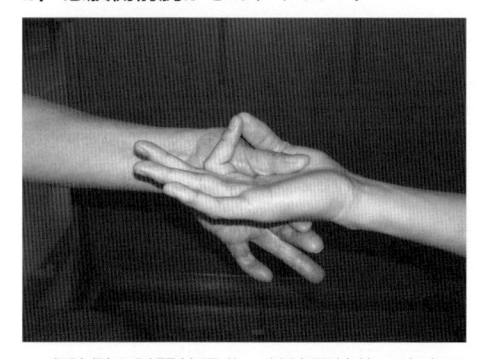

患肢側の肘関節屈曲・前腕回外位で患者の母指を外転位に保持し，体幹の患肢対側偏位を得る．次に第2指および第3指で手関節背部を支えて前腕回外し，体幹の患肢側偏位を得る．これらを繰り返して前腕回外位で終了とし，体幹の患肢側偏位および患肢側の前方移行位を構築．手背を支えるように加圧しながら，手指関節伸展の他動運動，または自動運動を施行．

c. 患肢対側前腕からのアプローチ

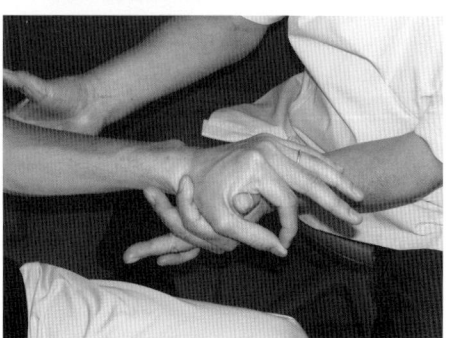

患肢対側の肘関節屈曲・前腕回内位で患者の母指を外転位に保持し第2・3指で手掌から手関節を支えて前腕回内し，体幹の患肢側偏位を得る．続いて前腕回内位で，患者に第1指と第2指でピンチを強く行わせ，体幹患肢対側の後方移行位を得る．前腕回内，ピンチと順に繰り返し，前腕回内位でのピンチで終了とし，体幹の患肢側偏位および前方移行位を構築．手背を支えるように加圧しながら，手指関節伸展の他動運動，または自動運動を施行．

6 股関節への形態構築アプローチ

6)-① 屈曲：体幹の患肢対側偏位および後方移行位の構築（前方位から後方移行位へ）

a. 体幹からのアプローチ

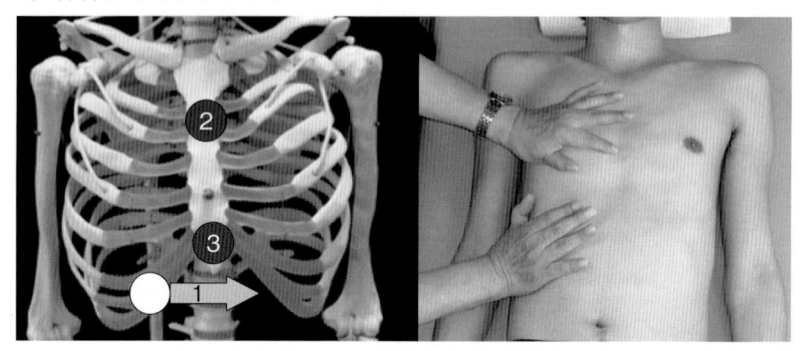

患肢側の胸郭外側中端から内側に手掌で加圧して体幹の患肢対側偏位（①），次に第5指で胸骨上端を加圧（②）し体幹の前方移行位を得る．続いて胸骨下端を加圧（③）して体幹の後方移行位を得る．これら3種の加圧をこの順序で繰り返し，胸骨下端の加圧で終了とし，体幹の患肢対側偏位および患肢側の後方移行位を構築．足背を支えるように加圧しながら足部外反位で股関節屈曲の他動運動，または自動運動を施行．

b. 患肢側前腕からのアプローチ

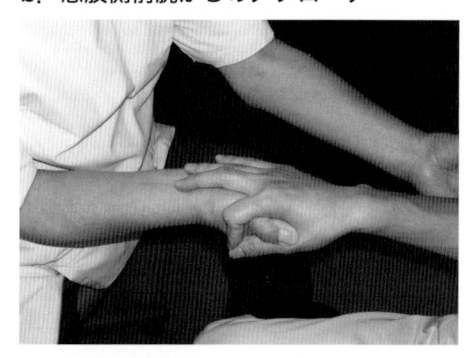

患肢側の肘関節屈曲・前腕回内位で患者の母指を外転位に保持して体幹の患肢側偏位を得る．続いて，第2指および第3指で手関節を支えて前腕回内して，体幹の患肢対側偏位を得る．これらの順に繰り返し前腕回内位で終了とし，体幹の患肢対側偏位および患肢側の後方移行位を構築．足背を支えるように加圧しながら，足部外反位で股関節屈曲の他動運動，または自動運動を施行．

c. 患肢対側前腕からのアプローチ

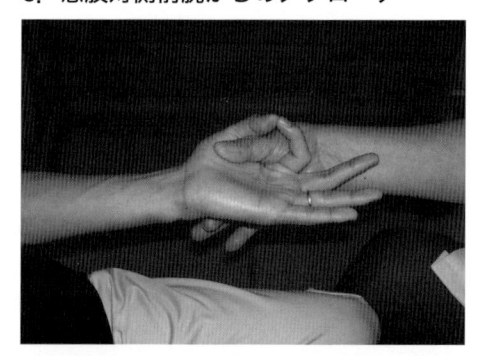

患肢対側の肘関節屈曲・前腕回外位で術者の母指で患者の母指を外転位に保持し，第2・3指で手背から手関節を支えながら前腕回外し体幹の患肢側偏位を得る．続いて前腕回外位で患者に第1指と第2指で強くピンチを行わせ，体幹患肢側の前方移行位を得る．前腕回外，ピンチと順に繰り返し，前腕回外位でのピンチで終了とし，体幹の患肢対側偏位および患肢側の後方移行位を構築．足背を支えるように加圧しながら，足部外反位で股関節屈曲の他動運動，または自動運動を施行．

6)-②　伸展：体幹の患肢側偏位および前方移行位の構築（後方位から前方移行位へ）

a. 体幹からのアプローチ

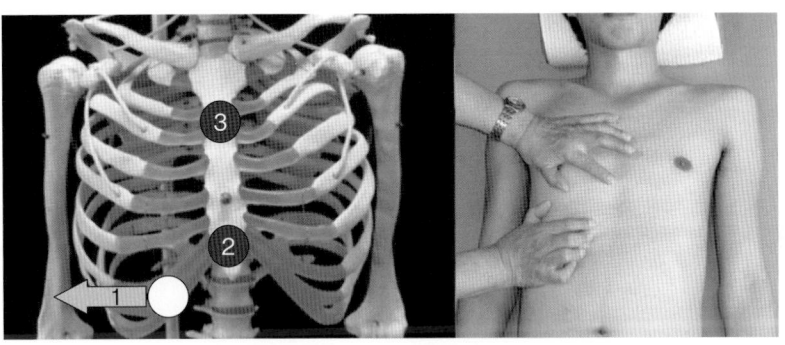

術者の一側手掌で患肢側の第10肋骨部を手掌で支えるように保持，第2～4指のDIP・PIP関節を屈曲して第10肋骨中端を外側に引くように加圧，体幹の患肢側偏位を得る（①）．続いて，他側第2指で胸骨下端を加圧（②），次に第5指で胸骨上端を加圧する（③）．これら3種の加圧をこの順序で繰り返し，胸骨上端の加圧で終了とし，体幹の患肢側偏位および前方移行位を構築．肢位を背臥位から側臥位，または腹臥位に変えて足底前足部を支えるように加圧しながら股関節伸展の他動運動，または自動運動を施行．
補足：胸骨からの操作に代わり，第11肋骨尖端を背面方向に加圧するのも有効

b. 患肢側前腕からのアプローチ

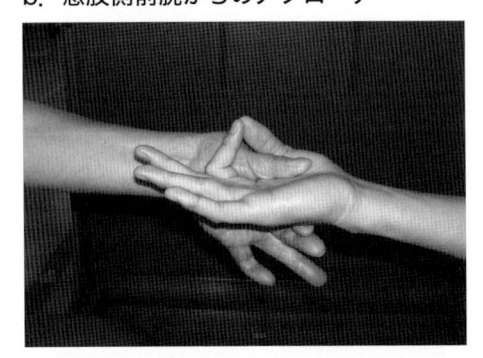

患肢側の肘関節屈曲・前腕回外位で患者の母指を外転位に保持し，体幹の患肢対側偏位を得る．次に第2指および第3指で手関節背部を支えて前腕回外し，体幹の患肢側偏位を得る．これらを繰り返して前腕回外位で終了とし，体幹の患肢側偏位および前方移行位を構築．足底前足部を支えるように加圧しながら股関節伸展の他動運動，または自動運動を施行．

c. 患肢対側前腕からのアプローチ

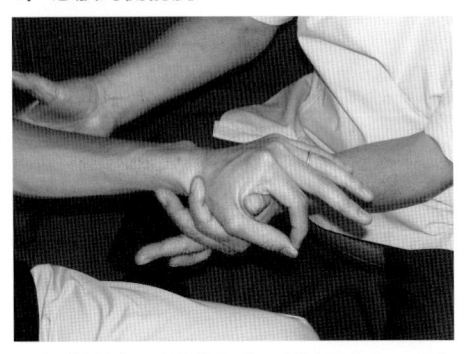

患肢対側の肘関節屈曲・前腕回内位で患者の母指を外転位に保持し第2・3指で手掌から手関節を支えて前腕回内し，体幹の患肢側偏位を得る．続いて前腕回内位で，患者に第1指と第2指でピンチを強く行わせ，体幹患肢対側の後方移行位を得る．前腕回内，ピンチと順に繰り返し，前腕回内位でのピンチで終了とし，体幹の患肢側偏位および前方移行位を構築．足底前足部を支えるように加圧しながら股関節伸展の他動運動，または自動運動を施行．

6)-③ 外転：体幹の患肢側偏位の構築（対側位から患肢側移行位へ）

a. 体幹からのアプローチ

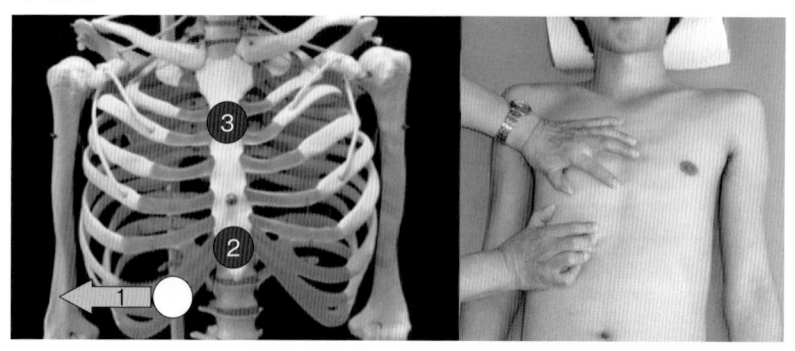

術者の一側手掌で患肢側の第10肋骨部を手掌で支えるように保持，第2～4指のDIP・PIP関節を屈曲して第10肋骨中端を外側に引くように加圧，体幹の患肢側偏位を得る（①）．続いて，他側第2指で胸骨下端を加圧（②），次に第5指で胸骨上端を加圧する（③）．これら3種の加圧をこの順序で繰り返し，胸骨上端の加圧で終了とし，体幹の患肢側偏位および前方移行位を構築．足背を支えるように加圧しながら，股関節外転の他動運動，または自動運動を施行．

b. 患肢側前腕からのアプローチ

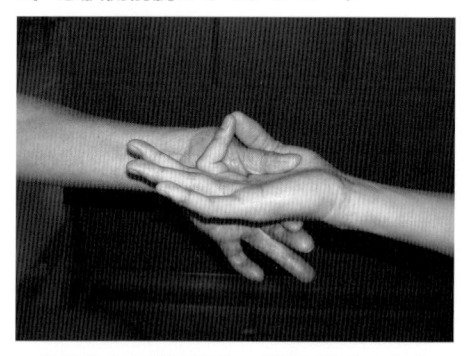

患肢側の肘関節屈曲・前腕回外位で患者の母指を外転位に保持し，体幹の患肢対側偏位を得る．次に第2指および第3指で手関節背部を支えて前腕回外し体幹の患肢側偏位を得る．これらを繰り返して前腕回外位で終了とし，体幹の患肢側偏位および患肢側の前方移行位を構築．足背を支えるように加圧しながら股関節外転の他動運動，または自動運動を施行．

c. 患肢対側前腕からのアプローチ

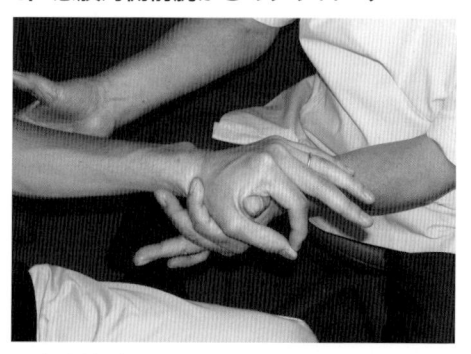

患肢対側の肘関節屈曲・前腕回内位で患者の母指を外転位に保持し第2・3指で手掌から手関節を支えて前腕回内し，体幹の患肢側偏位を得る．続いて前腕回内位で，患者に第1指と第2指でピンチを強く行わせ，体幹患肢対側の後方移行位を得る．前腕回内，ピンチと順に繰り返し，前腕回内位でのピンチで終了とし，体幹の患肢側偏位および前方移行位を構築．足背を支えるように加圧しながら，股関節外転の他動運動，または自動運動を施行．

2 形態構築アプローチにおける理学療法の展開

6)-④　内転：体幹の患肢対側偏位の構築（患肢側偏位から対側偏位へ）

a. 体幹からのアプローチ

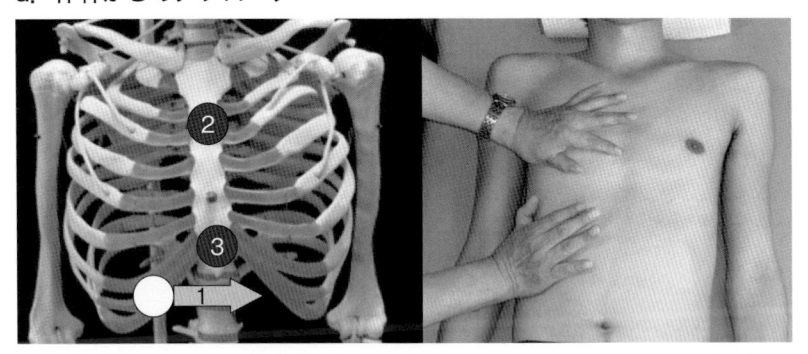

患肢側の胸郭外側中端から内側に手掌で加圧して体幹の患肢対側偏位（①），次に第5指で胸骨上端を加圧（②）し体幹の前方移行位を得る．続いて胸骨下端を加圧（③）して体幹の後方移行位を得る．これら3種の加圧をこの順序で繰り返し，胸骨下端の加圧で終了とし，体幹の患肢対側偏位および患肢側の後方移行位を構築．足底を支えるように加圧しながら，股関節内転の他動運動，または自動運動を施行．

b. 患肢側前腕からのアプローチ

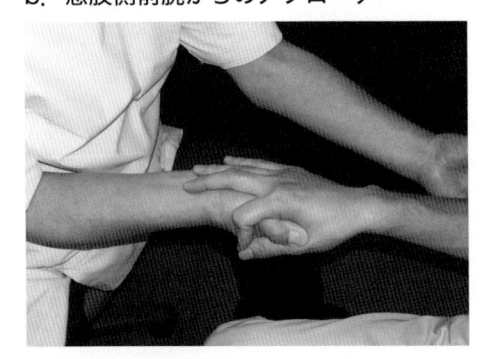

患肢側の肘関節屈曲・前腕回内位で患者の母指を外転位に保持して体幹の患肢側偏位を得る．続いて，第2指および第3指で手関節を支えて前腕回内して体幹の患肢対側偏位を得る．これらの順に繰り返し前腕回内位で終了とし，体幹の患肢対側偏位および患肢側の後方移行位を構築．足底を支えるように加圧しながら，股関節内転の他動運動，または自動運動を施行．

c. 患肢対側前腕からのアプローチ

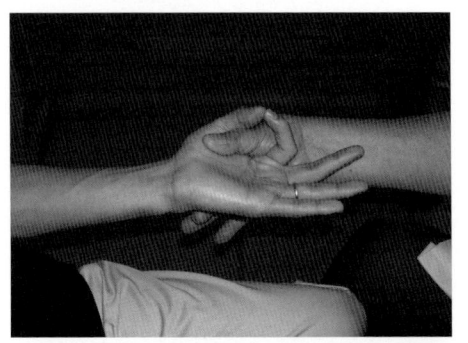

患肢対側の肘関節屈曲・前腕回外位で術者の母指で患者の母指を外転位に保持し，第2・3指で手背から手関節を支えながら前腕回外し，体幹の患肢側偏位を得る．続いて前腕回外位で患者に第1指と第2指で強くピンチを行わせ，体幹患肢側の前方移行位を得る．前腕回外，ピンチと順に繰り返し，前腕回外位でのピンチで終了とし，体幹の患肢対側偏位および患肢側の後方移行位を構築．足底を支えるように加圧しながら股関節内転の他動運動，または自動運動を施行．

6)-⑤ 外旋：体幹片側の前方移行位の構築（片側後方位から前方移行位へ）

a．体幹からのアプローチ

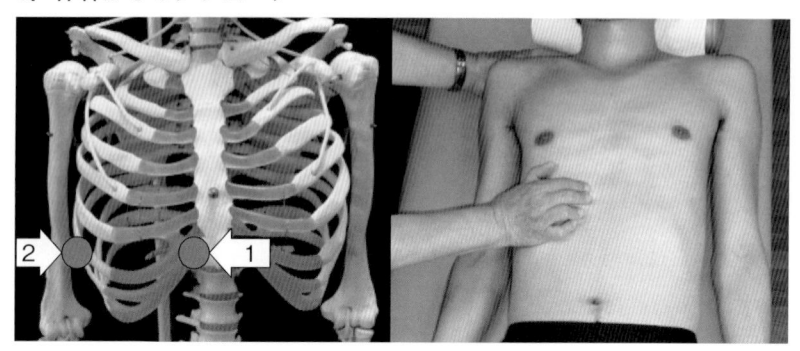

患肢側の胸骨剣状突起部位の高さで第10肋骨を母指と示指とで挟み込むようにして外側方向に加圧し，体幹上端の前方移行位を得る（①）．次に内側方向に加圧し，体幹上端の後方移行位を得る（②）．この工程を繰り返し，外側方向への移行で終了とし，体幹の患肢側偏位および患肢側下端の前方移行位を構築．足底を支えるように加圧しながら，股関節外旋の他動運動，または自動運動を施行．

b．患肢側前腕からのアプローチ

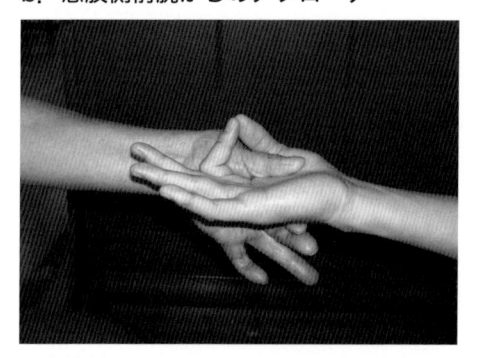

患肢側の肘関節屈曲・前腕回外位で患者の母指を外転位に保持し，体幹の患肢対側偏位を得る．次に第2指および第3指で手関節背部を支えて前腕回外し，体幹の患肢側偏位を得る．これらを繰り返して前腕回外位で終了とし，体幹の患肢側偏位および患肢側の前方移行位を構築．足底を支えるように加圧しながら，股関節外旋の他動運動，または自動運動を施行．

c．患肢対側前腕からのアプローチ

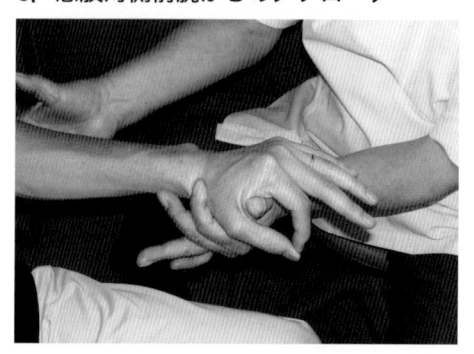

患肢対側の肘関節屈曲・前腕回内位で患者の母指を外転位に保持し第2指・3指で手掌から手関節を支えて前腕回内し，体幹の患肢側偏位を得る．続いて前腕回内位で，患者に第1指と第2指でピンチを強く行わせ，体幹患肢対側の後方移行位を得る．前腕回内，ピンチと順に繰り返し，前腕回内位でのピンチで終了とし，体幹の患肢側偏位および前方移行位を構築．足底を支えるように加圧しながら股関節外旋の他動運動，または自動運動を施行．

6)-⑥　内旋：体幹の片側後方移行位の構築（片側前方位から後方位移行へ）

a. 体幹からのアプローチ

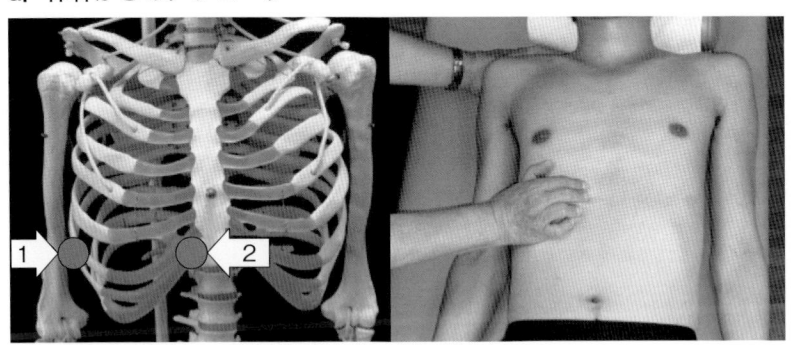

　胸骨剣状突起の高さで患肢側の第10肋骨を母指と示指とで挟み込むようにして内側方向に加圧し，体幹患肢側上端の後方移行位を得る（①）．次に外側方向に加圧し体幹上端の前方移行位を得る（②）．この工程を繰り返し，内側方向への移行で終了とし，体幹の患肢側偏位および体幹患肢側下端の後方移行位を構築．足底を支えるように加圧しながら，股関節外旋の他動運動，または自動運動を施行．

b. 患肢側前腕からのアプローチ

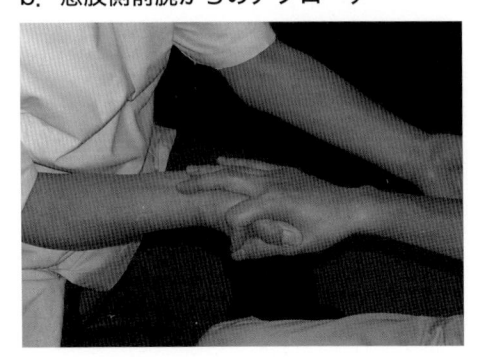

　患肢側の肘関節屈曲・前腕回内位で患者の母指を外転位に保持して体幹の患肢側偏位を得る．続いて，第2指および第3指で手関節を支えて前腕回内して体幹の患肢対側偏位を得る．これらの順に繰り返し前腕回内位で終了とし，体幹の患肢対側偏位および患肢側の後方移行位を構築．足背を支えるように加圧しながら，股関節内旋の他動運動，または自動運動を施行．

c. 患肢対側前腕からのアプローチ

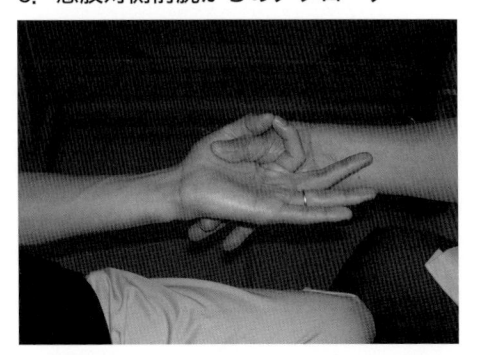

　患肢対側の肘関節屈曲・前腕回外位で術者の母指で患者の母指を外転位に保持し，第2・3指で手背から手関節を支えながら前腕回外し体幹の患肢側偏位を得る．続いて前腕回外位で患者に第1指と第2指で強くピンチを行わせ，体幹患肢側の前方移行位を得る．前腕回外，ピンチと順に繰り返し，前腕回外位でのピンチで終了とし，体幹の患肢対側偏位および患肢側の後方移行位を構築．足背を支えるように加圧しながら，股関節内旋の他動運動，または自動運動を施行．

7 膝関節への形態構築アプローチ

7)-① 屈曲：体幹の前方移行位の構築（後方位から前方移行位へ）

a. 体幹からのアプローチ

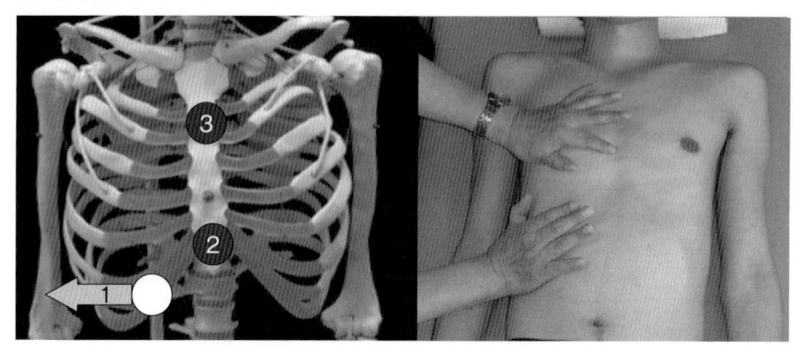

患肢側の第10肋骨中端内側から手指第2〜4指のDIP・PIP関節を屈曲するようにして外方へ加圧し体幹の患肢側偏位を得る（①）．続いて胸骨下端を第2指で加圧（②）して体幹患肢側の後方移行位，第5指で胸骨上端を加圧（③）し体幹患肢側の前方移行位を得る．これら3種の加圧をこの順序で繰り返し，胸骨上端の加圧で終了とし，体幹の患肢側偏位および前方移行位を構築．足背を支えるように加圧しながら，膝関節屈曲の他動運動，または自動運動を施行．

b. 患肢側前腕からのアプローチ

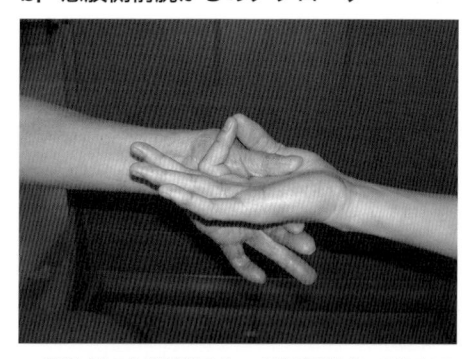

患肢側の肘関節屈曲・前腕回外位で術者の母指で患者の母指を外転位に保持し，第2・3指で手背から手関節を支えながら前腕回外し，体幹の患肢側偏位を得る．続いて前腕回外位で患者に第1指と第2指で強くピンチを行わせ，体幹患肢側の前方移行位を得る．前腕回外，ピンチと順に繰り返し，前腕回外位でのピンチで終了とし，体幹の患肢側偏位および前方移行位を構築．足背を支えるように加圧しながら，足部外反位で膝関節屈曲の他動運動，または自動運動を施行．

c. 患肢対側前腕からのアプローチ

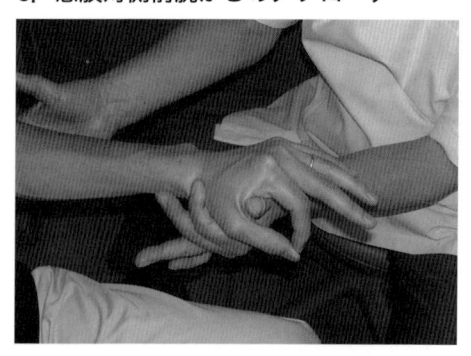

患肢対側の肘関節屈曲・前腕回内位で患者の母指を外転位に保持し第2・3指で手掌から手関節を支えて前腕回内し，体幹の患肢側偏位を得る．続いて前腕回内位で，患者に第1指と第2指でピンチを強く行わせ，体幹患肢対側の後方移行位を得る．前腕回内，ピンチと順に繰り返し，前腕回内位でのピンチで終了とし，体幹の患肢側偏位および前方移行位を構築．足背を支えるように加圧しながら，足部外反位で膝関節屈曲の他動運動，もしくは自動運動を施行．

7)-② 伸展：体幹の後方移行位の構築（前方位から後方移行位へ）

a. 体幹からのアプローチ

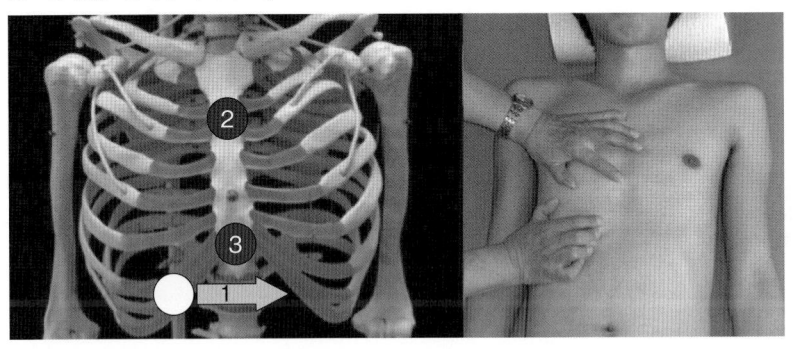

患肢側の胸郭外側中端から内側に手掌で加圧して体幹の対側偏位（①），次に第5指で胸骨上端を加圧（②）し体幹の前方移行位を得る．続いて胸骨下端を加圧（③）して体幹の後方移行位を得る．これら3種の加圧をこの順序で繰り返し，胸骨下端の加圧で終了とし，体幹の患肢対側偏位および患肢側の後方移行位を構築．踵部を支えるように加圧しながら，膝関節伸展の他動運動，または自動運動を施行．

b. 患肢側前腕からのアプローチ

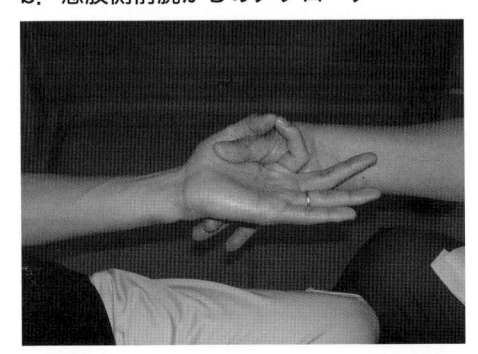

患肢側の肘関節屈曲・前腕回内位で患者の母指を外転位に保持し第2・3指で手掌から手関節を支えて前腕回内し，体幹の患肢側偏位を得る．続いて前腕回内位で，患者に第1指と第2指でピンチを強く行わせ，体幹患肢側の後方移行位を得る．前腕回内，ピンチと順に繰り返して，前腕回内位でのピンチで終了とし，体幹の患肢対側偏位および後方移行位を構築．踵部を支えるように加圧しながら膝関節伸展の他動運動，または自動運動を施行．

c. 患肢対側前腕からのアプローチ

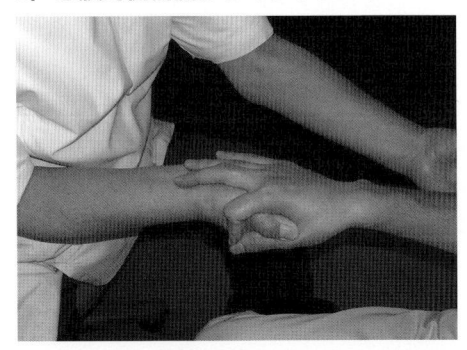

患肢対側の肘関節屈曲・前腕回外位で術者の母指で患者の母指を外転位に保持し，第2・3指で手背から手関節を支えながら前腕回外し体幹の患肢側偏位を得る．続いて前腕回外位で患者に第1指と第2指で強くピンチを行わせ，体幹患肢側の前方移行位を得る．前腕回外，ピンチと順に繰り返し，前腕回外位でのピンチで終了とし，体幹の患肢対側偏位および患肢側の後方移行位を構築．踵部を支えるように加圧しながら，膝関節伸展の他動運動，または自動運動を施行．

8 足関節への形態構築アプローチ

8)-① 背屈：体幹の前方移行位の構築（後方位から前方移行位へ）

a. 体幹からのアプローチ

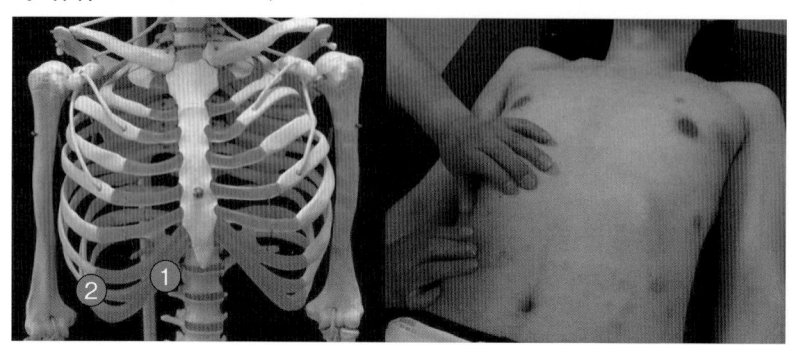

患肢側の胸郭外側中端を手掌で加圧（①）し体幹の患肢対側偏位を得る．次に患肢側の第10肋骨中端内側から手指第2～4指のDIP・PIP関節を屈曲するようにして外方へ加圧（②）して体幹の患肢側偏位を得る．最後に，患肢側の第11肋骨尖端を背面方向に加圧して体幹患肢側の前方移行位を得る．これらの順に繰り返し，第11肋骨尖端を背面方向に加圧で終了とし，体幹の患肢側偏位および患肢側の前方移行位を構築．足背を支えるように加圧しながら，足関節背屈の他動運動，または自動運動を施行．

b. 患肢側前腕からのアプローチ

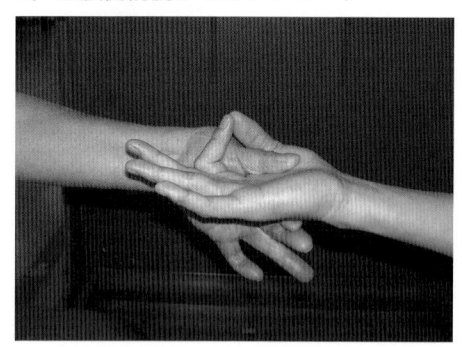

患肢側の肘関節屈曲・前腕回外位で術者の母指で患者の母指を外転位に保持し，第2・3指で手背から手関節を支えながら前腕回外し，体幹の患肢側偏位を得る．続いて前腕回外位で患者に第1指と第2指で強くピンチを行わせ，体幹患肢側の前方移行位を得る．前腕回外，ピンチと順に繰り返し，前腕回外位でのピンチで終了とし，体幹の患肢側偏位および前方移行位を構築．足背を支えるように加圧しながら，足関節背屈の他動運動，もしくは自動運動を施行．

8)-② 底屈：体幹の後方移行位の構築（前方位から後方移行位へ）

a. 体幹からのアプローチ

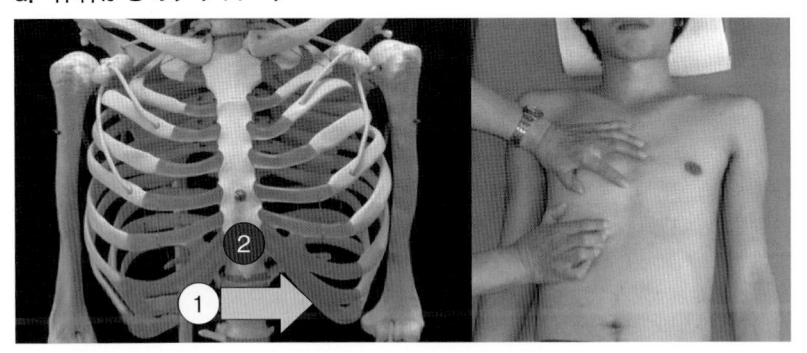

患肢側の胸郭外側中端を手掌で加圧して体幹の患肢対側偏位を得る（①）．続いて第5指で胸骨下端を加圧（②）し体幹の後方移行位を得る．これらの順に繰り返して胸骨下端の加圧で終了とし，体幹の患肢対側偏位および後方移行位を構築．足底前足部を支えるように加圧しながら，足関節底屈の他動運動，または自動運動を施行．

b. 患肢側前腕からのアプローチ

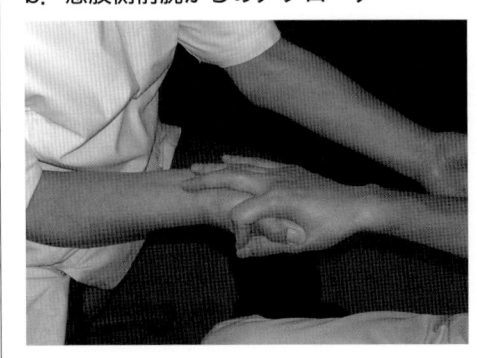

患肢側の肘関節屈曲・前腕回内位で患者の母指を外転位に保持し第2・3指で手掌から手関節を支えて前腕回内し，体幹の患肢側偏位を得る．続いて前腕回内位で，患者に第1指と第2指でピンチを強く行わせ，体幹患肢側の後方移行位を得る．前腕回内，ピンチと順に繰り返して，前腕回内位でのピンチで終了とし，体幹の患肢対側偏位および後方移行位を構築．足底前足部を支えるように加圧しながら，足関節底屈の他動運動，または自動運動を施行．

8)-③　内反：体幹の患肢側偏位および後方移行位の構築（前方位から後方移行位へ）

a. 体幹からのアプローチ

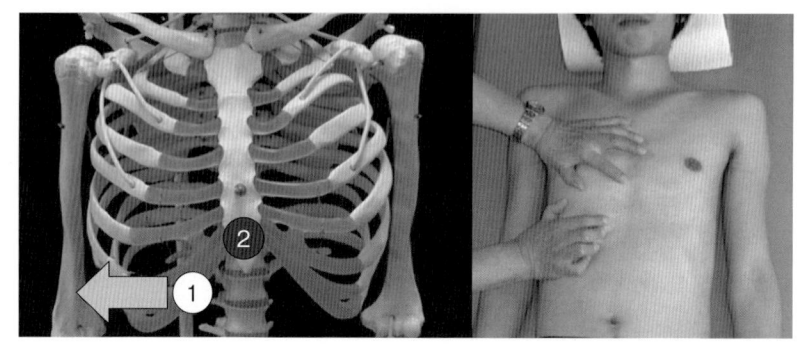

患肢側の第10肋骨中端内側から手指第2～4指のDIP・PIP関節を屈曲するようにして体幹の患肢側偏位を得る（①）．続いて，胸骨下端を加圧（②）して体幹の後方移行位を得る．これらの順に繰り返して胸骨下端の加圧で終了とし，体幹の患肢側偏位および患肢側の前方移行位を構築．足底を支えるように加圧しながら，足部内反の他動運動，または自動運動を施行．

b. 患肢側前腕からのアプローチ

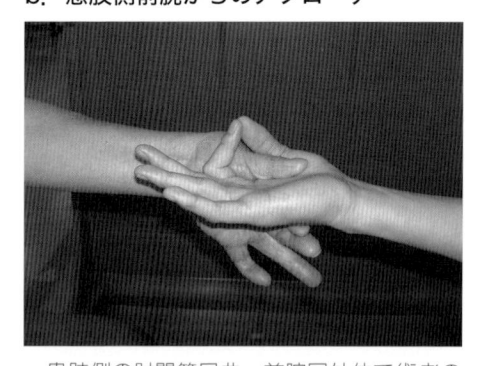

患肢側の肘関節屈曲・前腕回外位で術者の母指で患者の母指を外転位に保持し，第2・3指で手背から手関節を支えながら前腕回外し体幹の患肢側偏位を得る．続いて前腕回外位で患者に第1指と第2指で強くピンチを行わせ，体幹患肢側の前方移行位を得る．前腕回外，ピンチと順に繰り返し，前腕回外位でのピンチで終了とし，体幹の患肢側偏位および前方移行位を構築．足底を支えるように加圧しながら，足部内反の他動運動，または自動運動を施行．

c. 患肢対側前腕からのアプローチ

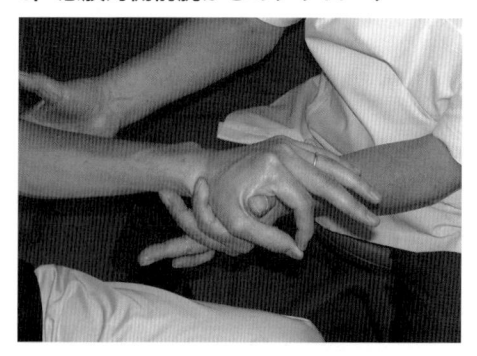

患肢対側の肘関節屈曲・前腕回内位で患者の母指を外転位に保持し第2・3指で手掌から手関節を支えて前腕回内し，体幹の患肢側偏位を得る．続いて前腕回内位で，患者に第1指と第2指でピンチを強く行わせ，体幹患肢対側の後方移行位を得る．前腕回内，ピンチと順に繰り返し，前腕回内位でのピンチで終了とし，体幹の患肢側偏位および患肢側の前方移行位を構築．足底を支えるように加圧しながら，足部内反の他動運動，または自動運動を施行．

8)-④ 外反：体幹患肢側偏位および前方移行位の構築（後方位から前方移行位へ）

a. 体幹からのアプローチ

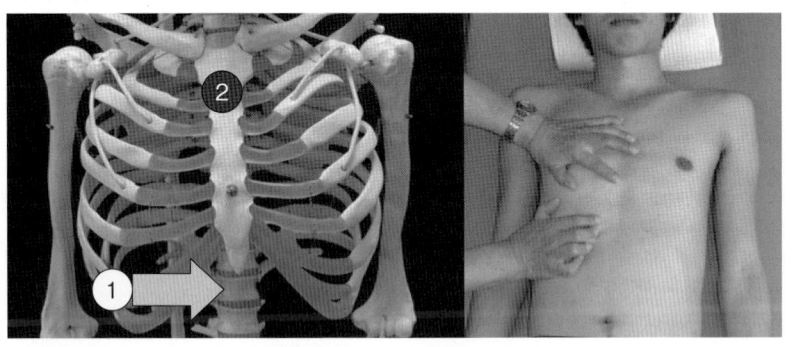

患肢側の第10肋骨中端内側より外側に術者第2～4指のDIP・PIP関節を屈曲するようにして加圧し体幹の患肢対側偏位を得る（①）．次に胸骨上端を加圧（②）して体幹の前方移行位の順に繰り返して胸骨上端の加圧で終了，体幹の患肢対側偏位および患肢側の前方移行位を構築．足背を支えるように加圧しながら，足部外反の他動運動，または自動運動を施行．

b. 患肢側前腕からのアプローチ

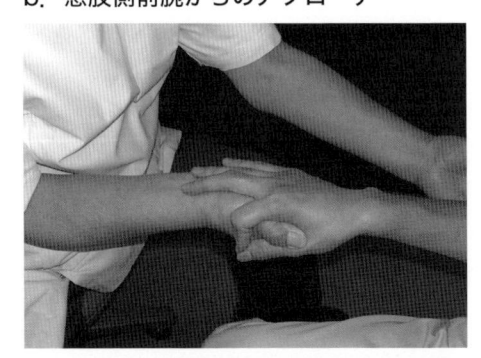

患肢側の肘関節屈曲・前腕回内位で患者の母指を外転位に保持し第2・3指で手掌から手関節を支えて前腕回内し，体幹の患肢側偏位を得る．続いて前腕回内位で，患者に第1指と第2指でピンチを強く行わせ，体幹患肢側の後方移行位を得る．前腕回内，ピンチと順に繰り返して，前腕回内位でのピンチで終了とし，体幹の患肢対側偏位および後方移行位を構築．足背を支えるように加圧しながら，足部外反の他動運動，または自動運動を施行．

c. 患肢対側前腕からのアプローチ

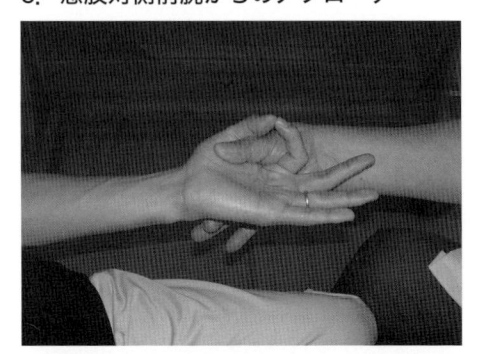

患肢対側の肘関節屈曲・前腕回外位で術者の母指で患者の母指を外転位に保持し，第2・3指で手背から手関節を支えながら前腕回外し体幹の患肢側偏位を得る．続いて前腕回外位で患者に第1指と第2指で強くピンチを行わせ，体幹患肢側の前方移行位を得る．前腕回外，ピンチと順に繰り返し，前腕回外位でのピンチで終了とし，体幹の患肢対側偏位および患肢側の後方移行位を構築．足背を支えるように加圧しながら足部外反の他動運動，または自動運動を施行．

9 体幹への形態構築アプローチ

9)-① 屈曲：体幹の前方移行位の構築（後方位から前方移行位へ）

a. 体幹からのアプローチ

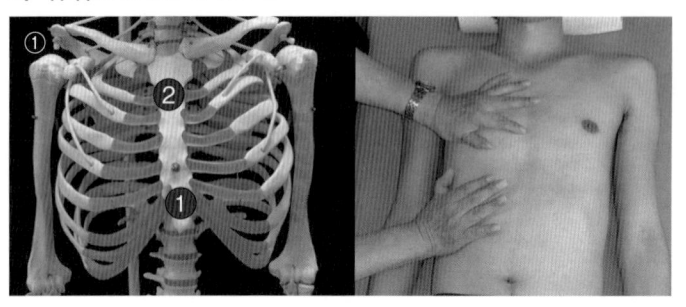

❶術者の一側手第2指で胸骨下端を加圧（①）して体幹の後方移行位を得る．次に第5指で胸骨上端を加圧（②）し体幹の前方移行位を得る．これらを繰り返して胸骨下端の加圧で終了して，体幹の前方移行位を構築．体幹屈曲の自動運動を施行．

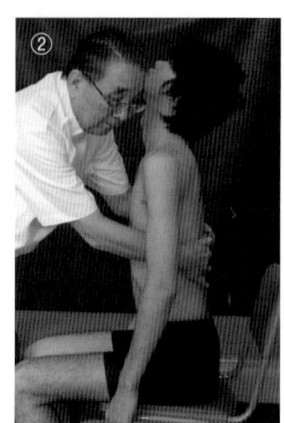

❷術者が胸骨剣状突起部位のレベルの背部を両手で支え，支えた部分を支点として頸部に負担をかけないよう十分注意して天井を見るように指示し，頸部の屈伸を繰り返して（目で天井を見るよう指示しても同じような結果が出る），体幹の前方移行位を構築．体幹屈曲の自動運動を施行．

b. 両側前腕からのアプローチ

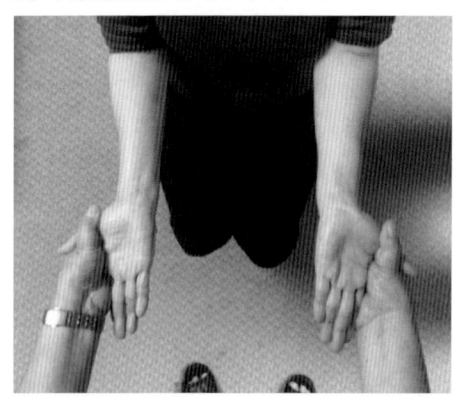

肢位：座位．両側の肘関節屈曲・前腕回外位で患者の母指を外転位に保持して体幹を後方位に移行して，次に第2指および第3指で手関節背部を支え手関節背屈しながら前腕回外，体幹の前方移行位を繰り返し前腕回外で終了して，体幹の前方移行位を構築．体幹屈曲の自動運動を施行．

c. 下肢からのアプローチ

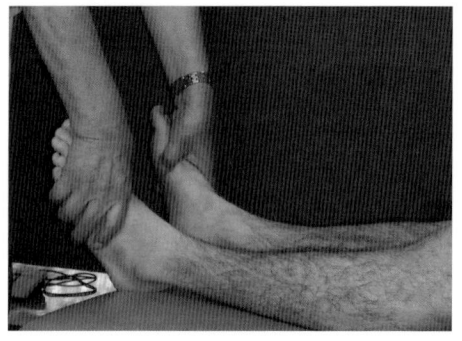

術者両手で右足部内反から外反，左足部外反から内反，右外反から内反，左内反から外反と交互に内外反を繰り返して足部右内反・左外反で終了し，体幹の自然立位形態を構築．体幹屈曲の自動運動を施行．

d. 視野からのアプローチ

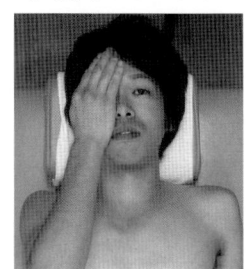

片側閉眼することで頭部が閉眼側に回旋し体幹の対側偏位が促される．この形態変化の連鎖を利用して交互に片側閉眼することで体幹偏位の交互運動を引き出す．これにより体幹背部筋の緊張を緩和させて体幹の前方移行位を構築．体幹屈曲の自動運動を施行．

9)-② 伸展：体幹の後方移行位を構築（前方位から後方移行位へ）

a. 体幹からのアプローチ

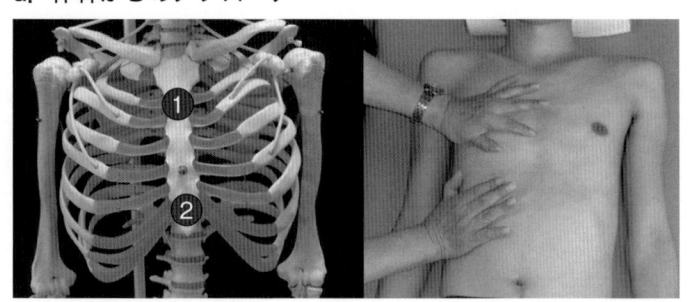

術者の第2指で胸骨上端を加圧（①）し体幹の前方移行位を得る．続いて第5指で胸骨下端を加圧（②）し体幹の後方移行位を得る．これらを交互に繰り返して胸骨下端で終了し，体幹の後方移行位を構築．体幹伸展の自動運動を施行．

b. 両前腕からのアプローチ

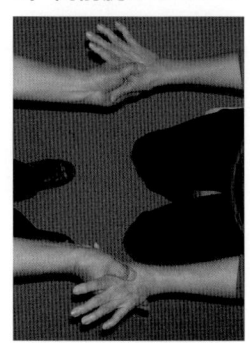

両側の肘関節屈曲・前腕回外位で患者の母指を外転位に保持し体幹の前方移行位を，次に前腕回内して体幹の後方移行位を得る．これらを繰り返し前腕回内で終了とし，体幹の後方移行位を構築．体幹伸展の自動運動を施行．

9)-③　回旋：体幹の回旋対側への偏位の構築（対側偏位から患肢側偏位へ）

a. 体幹からのアプローチ

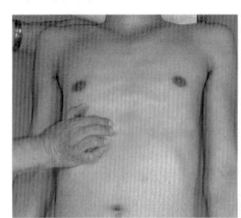

　回旋対側の第10肋骨中端内側を術者の第2～4指のDIP・PIP関節を屈曲して外側に加圧し体幹を回旋側対側偏位させる．次に手掌で胸郭中端を外側から加圧し体幹の回旋側偏位を得る．これらを繰り返して胸郭中端からの加圧で終了し，体幹の患肢側偏位を構築．体幹回旋の他動運動もしくは自動運動を施行．

b. 回旋同側前腕からのアプローチ

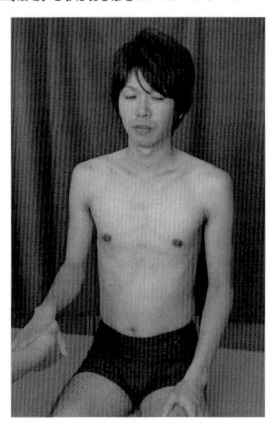

　回旋側の肘関節屈曲・前腕回外位で患者の母指を外転位に保持し体幹を回旋側偏位させ，次に前腕回内して体幹の回旋対側偏位を得る．これらを繰り返して前腕回内で終了して，体幹の回旋対側偏位を構築．体幹回旋の他動運動，もしくは自動運動を施行．

c. 回旋対側前腕からのアプローチ

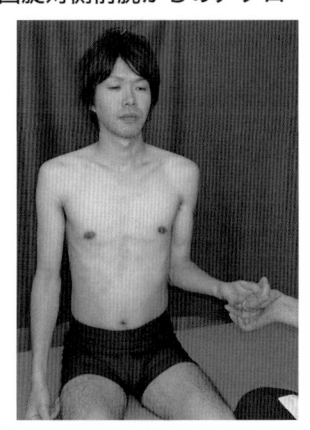

　回旋対側の肘関節屈曲・前腕回内位で母指外転位に保持し体幹を回旋側偏位させ，次に前腕回外して体幹の回旋対側偏位を得る．これらを繰り返し前腕回外で終了とし，体幹の回旋対側偏位を構築．体幹回旋の他動運動，もしくは自動運動を施行．

d. 下肢からのアプローチ

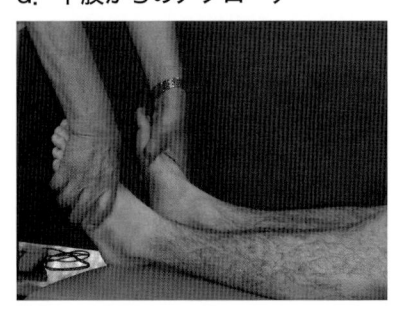

　回旋側の足部外反位を保持して体幹を回旋側偏位させ，次に足部内反させ体幹の回旋対側への偏位を得る．これらを繰り返し足部内反で終了とし，体幹の回旋対側偏位を構築．足部内反を介助しての体幹回旋の自動介助運動，もしくは自動運動を施行．

10 頭部への形態構築アプローチ

10)-① 屈曲：体幹の前方移行位の構築（体幹後方位から前方移行位へ）

a. 体幹からのアプローチ

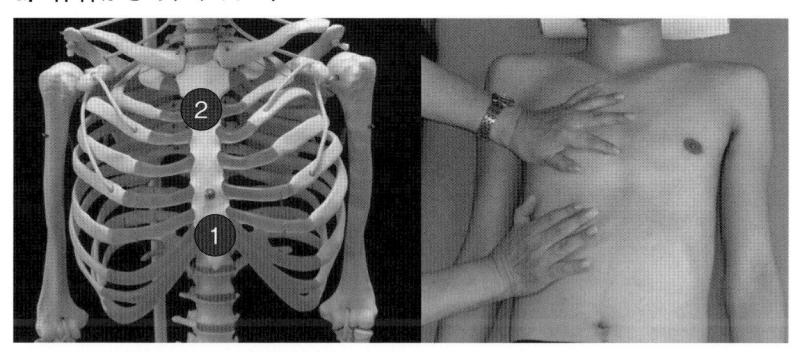

術者一側手第2指で胸骨下端を加圧（①）して体幹の後方移行位を得る．次に第5指で胸骨上端を加圧（②）し体幹の前方移行位を得る．これらを繰り返して胸骨下端の加圧で終了して，体幹の前方移行位を構築．頭部屈曲の自動運動を施行．

b. 両前腕からのアプローチ

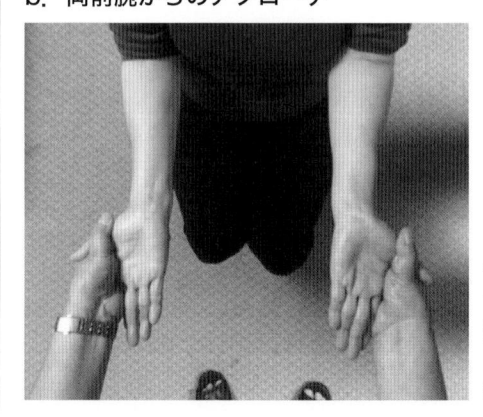

両側の肘関節屈曲・前腕回内位で術者の母指で患者の母指を外転位に保持して体幹を後方位に移行させ，次に第2・3指で手関節背部を支えて両側の前腕を同時に回外して体幹の前方移行位を得る．これらを繰り返し両側の前腕同時回外で終了とし，体幹の前方移行位を構築．頭部屈曲の自動運動を施行．

10)-②　伸展：体幹の後方移行位の構築（体幹前方位から後方移行位へ）

a. 体幹からのアプローチ

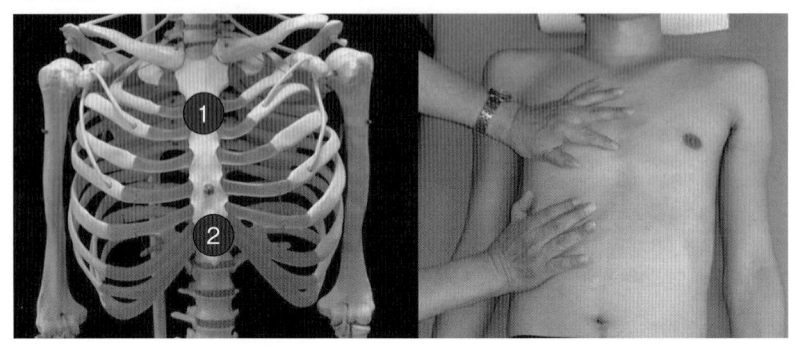

術者の第2指で胸骨上端を加圧し体幹の前方移行位を得る．続いて第5指で胸骨下端を加圧し体幹の後方移行位を得る．これらを交互に繰り返して胸骨下端で終了し，体幹の後方移行位を構築．頭部伸展の自動運動を施行．

b. 両前腕からのアプローチ

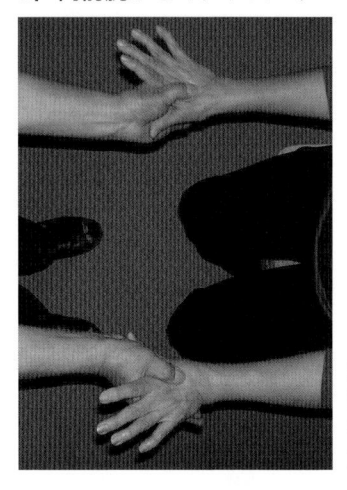

両側の肘関節屈曲・前腕回外位で患者の母指を外転位に保持し体幹の前方移行位を，次に前腕回内して体幹の後方移行位を得る．これらを繰り返し前腕回内で終了とし，体幹の後方移行位を構築．頭部伸展の自動運動を施行．

10)-③　回旋：体幹の回旋対側への偏位の構築（患肢側偏位から対側偏位へ）

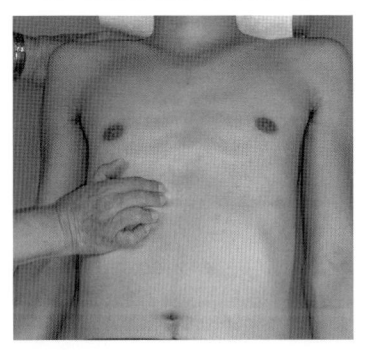

a. 体幹からのアプローチ

回旋対側の第10肋骨中端内側を術者の第2〜4指のDIP・PIP関節を屈曲して外側に加圧し，体幹を回旋側対側偏位させる．次に手掌で胸郭中端を外側から加圧し体幹の回旋側偏位を得る．これらを繰り返して胸郭中端からの加圧で終了し，体幹の回旋側偏位を構築．頭部回旋の他動運動，もしくは自動運動を施行．

b. 回旋同側前腕からのアプローチ

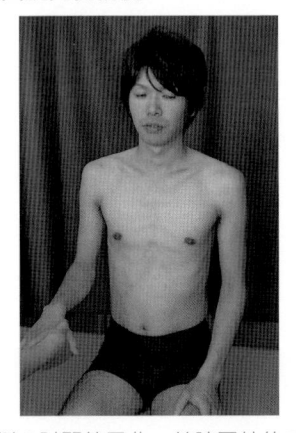

回旋側の肘関節屈曲・前腕回外位で患者の母指を外転位に保持し体幹を回旋側偏位させ，次に前腕回内して体幹の回旋対側偏位を得る．これらを繰り返して前腕回内で終了して，体幹の回旋対側偏位を構築．頭部回旋の他動運動，もしくは自動運動を施行．

c. 回旋対側前腕からのアプローチ

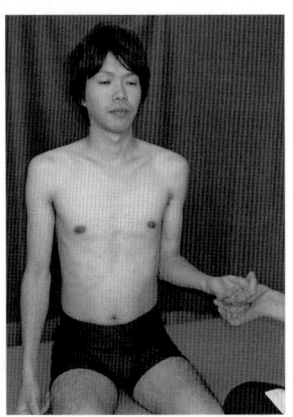

回旋対側の肘関節屈曲・前腕回内位で母指外転位に保持し体幹を回旋側偏位させ，次に前腕回外して体幹の回旋対側偏位を得る．これらを繰り返し前腕回外で終了とし，体幹の回旋対側偏位を構築．頭部回旋の他動運動，もしくは自動運動を施行．

PT 動作の構築

　ほとんどの動作には体幹の位置変化が伴う．体幹の背臥位から側臥位への移行は寝返りであり，背臥位もしくは側臥位からの体幹直立位への移行は起き上がりであり，直立した体幹を下肢上に移行するのが立ち上がりで，下肢上に移行した体幹を移動させる行為が歩行である．

　動作は進化の過程の中で繰り返されることにより効率化し，システムとして確立されてきたと考えることができる．そして，なんらかの障害が出現することにより形態が変化するとシステムとして機能することが困難になり，動作が障害されていると考えることができる．障害により限られた機能に対し動作システムの再構築を行うことで動作可能な身体状況にすることが動作の構築である．

　リハビリテーションでは困難，または不能な動作を，患者さんの努力を前提として練習させることを「訓練」として行うが，困難または不能な動作をできるようにして練習させるほうが効率が良いのは自明の理であり，困難または不能な動作をできるようにするのが理学療法士の技術である．

1 寝返り動作の構築

　寝返り動作とは背臥位から側臥位に姿勢を変化させる動作である．人間は背臥位においては，頭部が右偏位および屈曲位，体幹は左偏位および後方位，肩関節内旋，前腕回内，股関節外旋，足部内反（右＞左）の形態を構成している．

　寝返り動作は，体幹を寝返り側と対側に偏位させてから，再び寝返り側に偏位させることが要求される動作である．左側への寝返り動作の場合，体幹が左側偏位にある人は体幹をまず右側偏位に移行し，再び体幹を左側偏位へ移行する．右側への寝返り動作では，多くの人たちが動作開始時点で左側に体幹が偏位しているため，体幹偏位を右側に移行するだけで寝返り動作が可能となる．そのため，左側より右側への寝返りが容易な場合が多くみられる．

　健常者においては寝返り動作はさまざまな方法で行うことができるが，十分な関節可動域，筋力が確保されていない人たちにとっては困難な動作となる．

　寝返り動作の確保には，まず動作に必要な関節の可動域および力源である筋力の確保の必要はもちろんであるが，この寝返り動作に付随する運動の構築が重要となる．

1） 正常な寝返り動作の形態の推移

① 頭部が寝返り側対側へ回旋→体幹は同側へ偏位し，体幹の寝返り側移行位を構築
　↓

② 頭部が寝返り側へ回旋→体幹は対側へ偏位し，体幹の寝返り側回旋位を構築
⬇
③ 寝返り側足部へ内反→体幹は同側へ偏位して，下肢の寝返り側軸機能を構築
⬇
④ 寝返り側対側足部が外反→体幹は対側へ偏位して，寝返り側股関節の屈曲，内転，内旋移行位を構築
⬇
⑤ 頭部が屈曲→体幹を後方移行し体幹屈曲回旋位を構築
⬇
⑥ 頭部が伸展→体幹を前方移行し体幹伸展移行位を構築
⬇
寝返り動作完了

補足：左側に寝返る場合は①から，右側に寝返る場合は②から始まることが多い．

2） 寝返り動作に対する形態構築アプローチの手順

［手 技］

1. 寝返り側の胸郭外側を術者の一側手掌で支え，手指第2～4指DIP・PIP関節を屈曲するようにして第10肋骨内側より外側に加圧し，体幹の寝返り側への偏位を得る．続いて他手第2指で胸骨下端，胸骨上端の順に繰り返し加圧して，体幹の寝返り側偏位および前方移行位を構築する．これにより下肢の支持機構を確保することで軸機能を確保する（図26）．

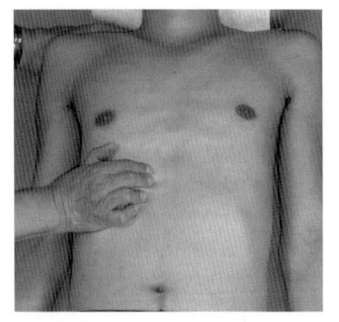

図26 寝返り側の胸部へのアプローチ

⬇

寝返り対側の肘関節屈曲・前腕回外位で母指外転位を保持し，さらに母指外転を繰り返し，体幹の寝返り側への偏位，頭部・体幹の寝返り側への回旋移行位を確保する．

⬇

寝返り側対側の頬部に抵抗をかけ，頭部を寝返り対側回旋位5～10°くらいに保持してから寝返り動作を遂行する（図27）．

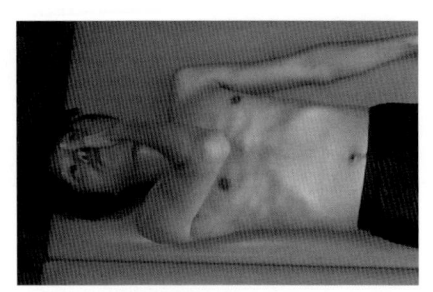

図27 寝返り側対側の頬部へ抵抗をかける

2．患者自身の寝返り側手掌で対側頬部を強く加圧し，頭部を対側回旋位へ移行させ体幹を寝返り側へ偏位させる．次に頬部を加圧していた手掌を寝返り側床面につき前腕回内位で支え，体幹を寝返り対側に偏位し，頭部を回旋・屈曲しながら寝返り動作を遂行する（図28）．

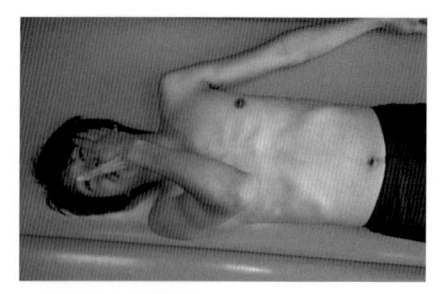

図28　頭部を対側回旋位へ移行

2 起き上がり動作の構築

　起き上がり動作は，臥位よりまず体幹を屈曲し，その後伸展させ，最終的に体幹を座面に対して直立させる動作である．健常者においては起き上がり動作はさまざまな方法で行うことができるが，十分な関節可動域，筋力が確保されていない場合には困難な動作になる．寝返り動作同様，起き上がり動作においても，関節可動域や筋力の確保のみならず，動作に付随する運動の構築が重要となる．

　臥位からの起き上がりにおいて，背臥位は自然立位形態の状態と相似しており頭部は右偏位・右回旋，体幹は左偏位，右肩は後方回旋，右骨盤は挙上・後方回旋，両股関節軽度外転・外旋，両足部は内反位（右＞左）の形態を構築している．左側から起き上がる場合，この形態から，頭部を左回旋し前屈，左股関節外旋から内旋しての正中位，体幹屈曲，両側股関節屈曲，頭部伸展，体幹伸展の順に身体各部を連動させ起き上がり動作が行われる．このように頭部の重さを利用した倒立振り子機能が動作推進機構として重要な因子であることがわかる．

1）起き上がり動作の形態の推移（図29-a〜e）

a．頭部が起き上がり側対側へ回旋→体幹起き上がり側偏位により起き上がり軸を構築

↓

b．頭部が起き上がり軸側屈曲・回旋→体幹の対側偏位，後方移行位となり体幹屈曲位を構築

↓

c．足部が起き上がり軸側内反→体幹を起き上がり側偏位して下肢の起き上がり側の軸機能を構築

↓

d．足部が起き上がり側対側へ内反→体幹を後方移行および膝関節伸展し，体幹の屈曲移行位を構築

↓

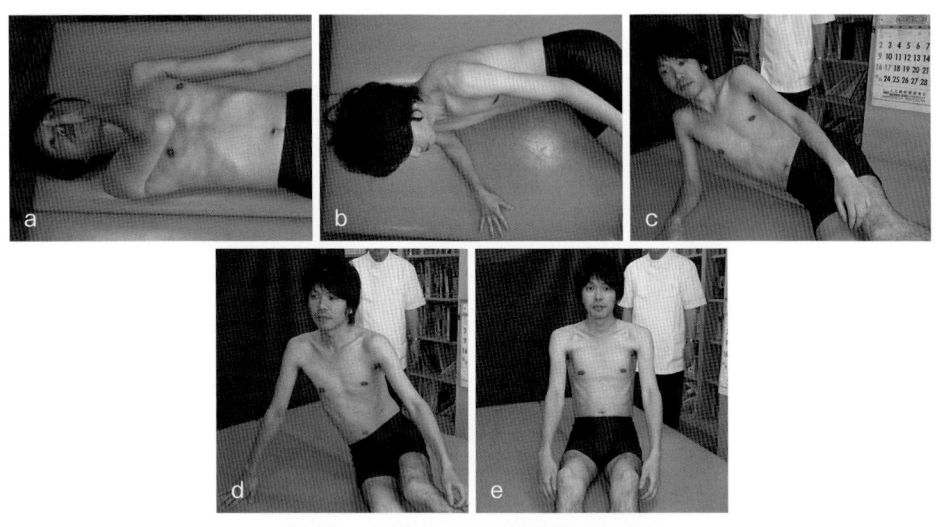

図 29 起き上がり動作形態の構築
a. 頭部を起き上がり側対側へ回旋，b. 頭部が起き上がり軸側へ屈曲・回旋，c. 体幹を起き上がり側へ偏位，d. 体幹の屈曲移行位の構築，e. 体幹の後方移行位，屈曲を構築．

e．頭部が屈曲→体幹の後方移行位，体幹の屈曲を構築
　　　↓
f．頭部が伸展→体幹の前方移行位，体幹の伸展位を構築
　　　↓
　　起き上がり動作完了

2) 起き上がり動作形態構築

［手　技］
1. 背臥位で術者第5指で胸骨下端を加圧し体幹の後方移行位を得る．続いて第2指で胸骨上端を加圧し，体幹の前方移行位を得る．この工程を繰り返し胸骨上端で終了し，頭部倒立振り子機能を構築．前方推進機能を確保する．
2. 左足部を外反から内反に，右足部を内反から外反に交互に繰り返し，体幹中心線を自然立位形態の位置に補正して背部筋の過緊張を緩和する．
3. または，左右交互に視覚を遮断し体幹の偏位を左右交互に誘発することで，一側の過剰な筋緊張を軽減する方法も有効である．

3 端座位からの立ち上がり動作の構築

　座位からの立ち上がりは，一見単純で簡単なようであるが，支持基底面外に重心を外さないように体幹を引き起こすという動きは，機能的にたいへん難しい動作である．筋力が十分な場合，片脚で立つことでさえ容易であるが，一度なんらかの障害を受けた人においては，立ち上がり動作に際し構えの構築が必

要になる．

　立ち上がりの構えは，頭部は右偏位，右回旋位であり，体幹は右偏位し左肩部前方回旋位，骨盤の左回旋位　足部左内反・右外反位である．

　立ち上がろうとする際，右偏位・右回旋している頭部を前方に向ける（左回旋する）ため左前方回旋している肩部は後方に回旋し，体幹は左から右に偏位する．前方回旋している右骨盤は後方に回旋し，外反している右足部を内反させることで下肢の伸展共同運動を誘発して離床した殿部を前上方に引き上げる．次に，立ち上がり動作のうち1/3まで体幹が引き上がったところで，前方に回旋した左骨盤が後方に回旋し，左足部内反とそれに伴う左下肢の伸展共同運動を誘発させ体幹をさらに2/3まで引き上げる．さらに，また右骨盤が後方回旋し，立位が完成する．この完成した立位が歩行の構えとなる．

1) 端座位からの立ち上がり動作の形態の推移（図30-a～e）

　a．第1相（立ち上がり準備期）
　　頭部　：右偏位・右回旋位　　　骨盤　：左回旋位
　　左肩部：前方回旋位　　　　　　右足部：軽度外反位
　　体幹　：右偏位　　　　　　　　左足部：軽度内反位

　b．第2相（離床開始期）
　　頭部　：正中位・前傾位　　　　右足部：軽度内反位
　　体幹　：右偏位・前傾位　　　　左足部：軽度外反位
　　骨盤　：右回旋位

　c．第3相（体幹引き起こし開始期）
　　頭部　：伸展位・正中位　　　　膝関節：伸展位（右＜左）
　　体幹　：左偏位，軽度伸展位　　右足部：軽度外反位
　　骨盤　：左回旋位　　　　　　　左足部：軽度内反位

　d．第4相（体幹引き起こし期）
　　頭部　：正中位　　　　　　　　膝関節：伸展位（右＞左）
　　体幹　：左偏位・屈伸正中位　　右足部：軽度内反位
　　骨盤　：右回旋位　　　　　　　左足部：軽度外反位

　e．第5相（立位完成期）
　　頭部　：右偏位・右回旋位　　　膝関節：両伸展位
　　右肩部：挙上後方回旋位　　　　右足部：軽度内反位
　　体幹　：左偏位　　　　　　　　左足部：軽度外反位
　　骨盤　：右側挙上・後方回旋位

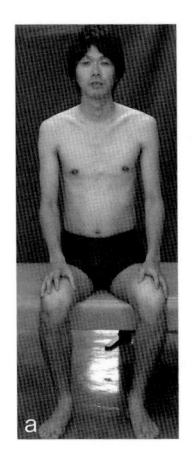

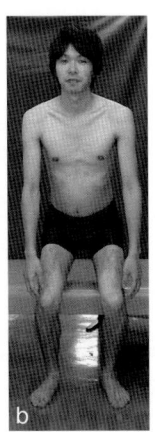

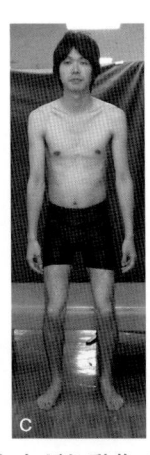

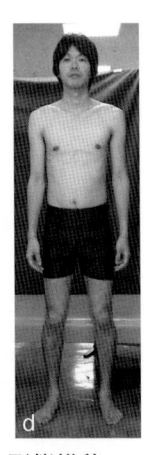

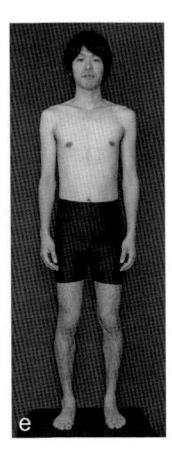

図30 立ち上がり動作の形態推移
a. 第1相, b. 第2相, c. 第3相, d. 第4相, e. 第5相

2) 端座位からの立ち上がり動作の構築

体幹の対側偏位から同側偏位の動き（寝返り要素），体幹の後方位から前方位の動き（起き上がり要素）に加え，体幹回旋の動きを確保することが必要である．

【手 技】
1. 端座位での立ち上がりの構えの構成
    ・頭部の右偏位
    ・頭部の右回旋位（立ち上がり時，右から左に回旋）
    ・体幹の右偏位
    ・左肩部の前方回旋位
    ・骨盤の左回旋位（自然立位では右回旋位）
    ・足部左内反・右外反位（骨盤回旋の動きに伴い左右反転する）
2. 端座位で左足部に抵抗を加えながら内反を繰り返す．これにより左側下肢の支持機能を強化し体幹の右偏位および右足部の外反移行位を促す．一側下肢の著しい機能の低下があれば他側足部の外反を繰り返し，端座位からの立ち上がり動作形態を構築する．
3. 骨盤が軽度左回旋位を取れるよう左肩の前方回旋位を他動的に確保し，端座位からの立ち上がりの構えを構築する．
4. 頭部の右から左への動きを確保し，端座位からの立ち上がりの構えを構築する．

3) 立位形態の構築と対応方法（体幹の前方移行位の構築）

直立二足立位は人間の基本的な形態である．人間はこの基本的な形態をベー

スにして歩行を構成している．歩行動作の獲得において，正しい立位を構築することなく即歩行動作訓練を行うと，立位形態維持のための代償が大きくなる．その結果，新たな形態破綻を生じ，歩行動作も阻害される可能性が大きくなる．

　人間は直立二足立位形態が常態である．立っている人間が歩き，また寝るのであって，寝ている人間が立って歩くのではない．このことからも立位形態構築は歩行動作構築の基本となる．

　一般的な臨床場面において，歩行動作の獲得に際し，十分な立位を構築することなく立位ができれば即歩行動作訓練に入ることがしばしば見られるが，歩行獲得の進化の過程を考えれば，十分な立位の構築なくして簡単には歩行はできないと考えられる．

4 歩行動作の構築（条件：1st swing が右側）

1） 形態変化から見た歩行

　歩行は体幹の対側からの偏位と回旋，体幹片側の後方位からの前方移行，頭位の下方から上方に伸展する倒立振子運動によって前方推進機構を得ている．以下に歩行の詳細な動作パターンを示す．以下の例は多くの人が示すパターンであり，臨床的には歩行パターンには非常に多くのバリエーションが認められる．

（1）第一歩振り出しの形態推移

　　頭部が右側偏位・右回旋位から正中位へ移行→体幹が右側へ偏位する→右肩関節伸展・左肩関節屈曲→左足部の外反移行位→骨盤左前方および右後方回旋位へ移行→頭部が右回旋→体幹が左偏位→左足部内反位→頭部伸展→体幹が前方移行位→右前腕回内・左前腕回外→体幹が右側偏位および前方移行位→股関節外旋，足部内反位→踵接地→体幹が前方移行位，歩行第一歩は立脚中期に移行

（2）第二歩振り出しの形態推移

　　頭部が右側偏位・回旋位から左回旋，左偏位→体幹が右側へ偏位する→右足部の外反移行位→左肩関節内旋・前腕回内しての伸展，右肩関節屈曲→体幹右側が後方移行位→右足部が内反移行位→頭部の右回旋，伸展→体幹の左側偏位および前方移行位→股関節外旋，足部内反位→左踵接地→体幹が前方移行位→歩行第二歩は立脚中期を構築

（3）第三歩振り出しの形態推移

　　頭部偏位中間位および左回旋位→頭部右側回旋→体幹左側へ偏位→右肩関節内旋・前腕回内しての伸展・左肩関節屈曲→左足部外反位へ移行→頭部伸展→体

幹が前方移行位→さらに右前腕回内，左前腕回外→体幹右側へ偏位し前方移行位→股関節外旋，足部内反位→踵接地→体幹を前方移行位，歩行第三歩は立脚中期に移行

　人間の歩行は横辺より縦辺の長い長方形の板を立てて移動するとき，一端を支点にして傾け他方を前方に押し出し，次に前に押し出した下端を支点にして他側を前方に押し出して進む動きに似ている．
　多くの例では体幹は左に偏位，右足部は内反，左足部は外反位の形態で全体として右側足部は後方位，左側は前方位で立位を構成している．横径よりも前後径の小さい形状による前後の不安定をカバーするとともに，横径をより少なくして一側下肢に体幹を移行する時間を短くし，歩行の速度を速めている．現生人類のどの部分を改良したならさらなる機能が獲得できるのか想像が難しく，まさに造形の妙と言うほかない．ゆえに現状の形態になんらかの変化が生じると現環境下では生活動作を行うことが困難となる．特に歩行動作では影響が大きくなる．
　歩行を形態変化の推移の結果と捉えることができれば，歩行動作の破綻をそれぞれの部位で把握する必要が生まれ，理学療法において破綻した部分を修正するような対応が可能となり，歩行動作の破綻をより容易に対応することができるようになる．

2）歩行の構えの構築
　機能的な歩行の構えを構築するため前記した自然立位形態を構築する必要性があると考える．

自然立位形態の構築
・頭部の軽度右偏位（二軸性の回旋運動の形態）
・顔面の右回旋位（歩行時三歩目で相対的に正面）
・体幹の左偏位（二軸性の回旋運動の形態）
・右肩挙上位，後方回旋位と右骨盤の挙上位，後方回旋位の確立
・足部の右内反位，左外反移行位の確保（第一歩目右足の振り出しの確保）

3）第一歩振り出しの決定
　歩行は2本の下肢を交互に前に出して体幹を前方に移動させる行為であるから，左右いずれから第一歩を振り出しても歩行動作は成り立つ．多くの人たちの立位形態からすれば右下肢からの第一歩が適正であると考えるが，臨床の場面では必ずしも右下肢から第一歩を出せる形態条件があるとは限らない．つま

り，治療場面では，まず左右いずれかの下肢から第一歩を振り出すか決定し，当該下肢からの第一歩を振り出せる立位形態を再構築しなければ歩行のスムースさは確保できない．

2) で記した立位での歩行の構えは第一歩振り出しが右の場合であり，左の場合は頭部は左偏位，顔面は左方向へ回旋位，体幹の右偏位，左肩は挙上位・後方回旋位，骨盤の左挙上位・左後方回旋位，足部は左内反位への移行を確保する必要がある．

4) 足部内外反による推進機能の確保

振り出す側と対側の足部は外反位から内反位に移行し，同側の骨盤が後方に回旋し対側骨盤が前方回旋することで下肢が振り出される．そのため足部の外反位から内反位への移行機能が確保されなければ下肢の振り出しは困難となる．多くの事例では，振り出し下肢の対側足部が内反位からさらに内反位へ移行してしまい，振り出し側の骨盤の挙上および前方への回旋が困難となり，骨盤を後傾させて振り出すことになるため歩行が困難となる．足部の内外反移行は歩行の推進機能に関わるばかりでなく一側下肢に体幹の偏位を構築し，下肢の支持機能にも関わるため足部内外反の確保は重要である．

5) 歩行の型の選定
(1) 体幹中心軸回旋型（一軸性）

対側上下肢を交互に前方に振り出して体幹を捻りながら歩行する方法で，通常歩行と呼ばれている．明治維新以後ドイツから兵隊の軍事訓練指導として体幹中心軸回旋型の歩行様式を受け入れ，その後，富国強兵により学生に普及，そして日本全土に広まっていったと言われている．現在では歩行と言えば体幹中心軸回旋型の歩行を指す．

(2) ナンバ型（二軸性）

体幹を捻らずに体幹片側の前方移行を交互に行って歩行する方法で，日本では明治になって西洋文化が広く普及する以前では一般的な歩行様式であった．骨盤の回旋量が少ないため，歩幅は小さいが安定した歩行ができるので，高齢者は自然とナンバ歩行になっていることが多い．ナンバ歩行で両前腕を回内させて歩くと体幹は後方移行位になる．

どの歩行型を選んで歩行動作を確保するかは，理学療法士が患者の身体状況に鑑みて選定するべきである．

5 歩行に必要な身体機能の確保

1) 歩行に必要な身体各部の動きを確保
- 一側肩部の前方運動の自動可動域を確保する．
- 肩関節屈伸運動の自動可動域を確保する．
- 上部体幹を回旋して股関節内外旋の自動可動域の動きを確保する．
- 足部の内外反の自動可動域を確保する．
- 頭部回旋の自動可動域を確保する．

2) 歩行に必要なシステムの構築
(1) 下肢支持機構の強化
　下肢支持機構の強化に対し，背臥位で患肢側の第10肋骨を術者一側手のDIP関節，PIP関節を屈曲するようにして内側から外側に加圧，続いて他手で胸骨下端，上端の順に加圧を繰り返し体幹患肢側偏位，前方移行位の構築および関節可動域を確保する．次に同側胸郭外側から術者一側手掌で対側に加圧し，続いて他手指で胸骨下端を加圧することで体幹を患肢対側偏位から患肢側偏位に移行し，さらに前方移行位とすることで下肢は支持性を確保できる．最後に下肢を伸展して足底が床面を押すことを想定し尾側へ押し付けさせる．

(2) 推進システム構築
- 背臥位または座位で，胸骨下端から胸骨上端の順に加圧を繰り返して体幹後方から前方移行位を構築する．
- 背臥位で足底を左外反から内反へ，右内反から外反へと他動的に繰り返して，交互に体幹の同側偏位および前方移行位，体幹の対側偏位および後方移行位を構築する．

(3) 歩行動作構築
- 背臥位で両肘関節を屈曲し，両肘関節を床面に交互に押し付ける運動を第一歩振り出し側の上肢から始め，繰り返して骨盤を交互に前方移行位を構築する．

PT インソール

　人間は直立二足での立位形態を基本として動作を遂行している．立位形態の破綻の原因はさまざまであるが，身体のある部分の形態変化は，立位形態維持という補償機能により自然立位形態から逸脱させ，特定の部分に負荷がかかり疼痛あるいは関節可動域制限，または支持能力低下などの機能障害を出現させる．

　理学療法士の主たる業務はこの破綻した形態を再構築することで機能の改善を図ることであるが，破綻した形態は理学療法により一時的に補整され機能を回復したとしても，構築された形態保持機能が十分でなければ再び容易に形態破綻は起こることが予測される．臨床の場面では理学療法によって構築された自然立位形態の持続を補助し，動作を行いやすくさせ，動作システムを習熟させることを目的とした場合の理学療法手技としてインソールは主に使用される．

　インソールは足底の荷重分布の適正化，下肢支持機能の補助，歩行推進機能の補助を目的に形状・位置などを考慮して作製する．また，このインソールの主な目的は自然立位形態を構築することであり，作製においては患肢側のみでなく患肢対側も対象とすべきである．

　使用するインソール材料は足底に過剰な刺激を与えないこと，かつ足底に適度な加圧が加わり，作製が容易なこと，入手が簡単なこと，さらに安価であることが必要である．このような条件に適するものとして硬めのセルスポンジや紙製の段ボールシートが挙げられる．段ボールシートの硬さは12種ほどあり通常は比較的軟らかいものを使用するが，通常入手できる物は限られるため用途に合わせて硬軟を使い分けて使用する．

1 使用されるインソールの種類

　下肢の体幹支持機能サポートとして足底形状の左右非対象位の形成を目的に足底形状保持パット，踵補高パット，前足部パット，足関節内外反誘導パットで構成する．

1) 足底形状保持パット（図31）

　足底形状保持パットには，内反移行位パットと外反移行位パットの2種類がある．

　内反移行位パットは通常右下肢に使用する．足底形状に合わせて採型し，内反移行量を勘案して作製する．アーチ部の皮膚を加圧し，足底の内反機能を促

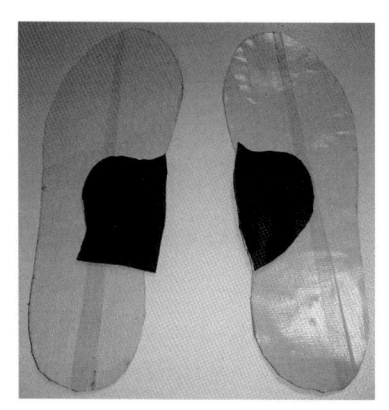

図31 足底形状保持パットの例

通してアーチを構築することが目的なので，アーチ高が高くなりすぎないよう留意する必要がある．内反形状の保全のみに留意すると安定した立位は構成されるが，歩行動作が困難になる．段ボールシート中芯（中間の波型）を縦にして足底アーチに合わせて採型，高さは下から上へ徐々に大きくなるように重ねて構成する．テーピングテープあるいはガムテープなどで包んで補強し，靴中敷の上に入れるのならば下面に，下に入れるのならば上面に両面テープを貼り付けて完成となる．

外反移行位パットは通常左下肢に使用する．内反位パットと同様に足底形状に合わせて採型，高さは外反移行位量を勘案して作製する．内反移行位パットと同様，ダンボールシート中芯（中間の波型）を縦にして足底アーチに合わせて採型する．高さは下から上へ徐々に大きくなるように重ねて構成するが内反移行位パットに比して低くする．補強と靴への装着方法は内反移行位パットと同様である．

各パットの採型は足底部に透明シートを貼りサインペンなどでアーチ形状を写し書きして，紙製の段ボールシートに張り替えれば容易に採型することができる．

2） 踵補高パット（図32）

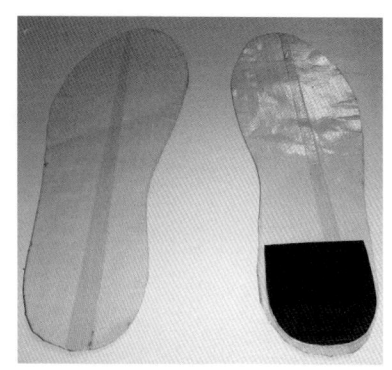

踵補高パットは，段ボールシートの中芯（中間の波型）を横にして使用し，硬めのものを重ねて高さを構成する．補高の高さを必要とするときは中芯が二重の段ボールシートを使うと硬度が保たれる．

踵補高パットは通常右下肢に使用する．

図32 踵補高パット（の例）

立位形態補正に対する補高の高さは頭部の偏位過剰量を勘案して決定する．これもテーピングあるいはガムテープなどで包んで補強し，靴中敷の上か下のどちらに入れるかで両面テープの貼る位置を変え完成．また，歩行踵接地のタイミング調整に使用する場合のパットの高さは0.5〜15 mm程度までが多く使われるが，目的に応じて高さは決定する．使用頻度は立位形態補整では3〜15 mm程度ぐらいまでが一番高く，歩行踵接地のタイミング調整では0.5〜3 mm程度までが多く使われる．

3） 前足部パット（図33）

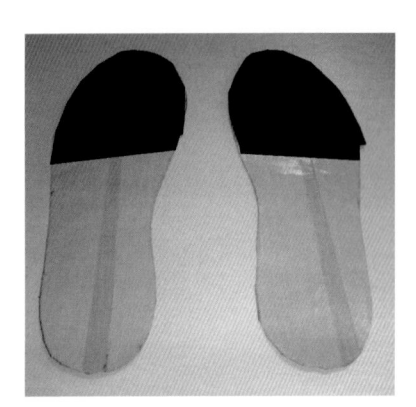

前足部パットは，段ボールシートの中芯密度がやや細かいものを横にして使用する．ダンボールシートは薄めのものを使用し圧縮した高さが3 mm以上にならないようにする．

前足部に厚さ0.5〜3 mm程度まで，体幹の前方移行位の程度に合わせてパットを入れて，荷重応答期の体幹の前方移行位を構築する．採型は靴の前足部に合わせて中足骨頭がパット後縁に十分かかるよう斜め位にする．補強，貼り付けは足底形状保持パットと同様である．

図33　前足部パット（の例）

4） 足関節内外反誘導パット

足関節内外反誘導パットには，楔状パットと平面パットの2種類がある．

（1） 楔状パット（外反誘導）（図34）

両側舟状骨部位の足底に楔状パットを挿入する．段ボールシートは中芯の密度が中間のものを使用．中芯を横にして幅2 cm・長さ10 cmほどの板状シートを作製，テーピングテープあるいはガムテープなどで包んで補強する．片面に両面テープを貼り付けて完成．敷き革の上もしくは裏面から長さ1 cm，1.5 cm，2 cm，2.5 cm，3 cmと順に貼り付けて，幅2 cm，内側高5 mm〜1.5 cm程度の楔状パットを足底アーチ境界部までかかるように作成する．

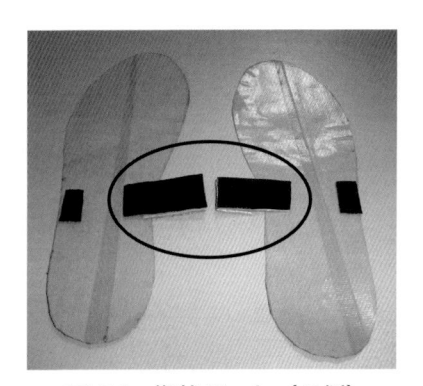

図34　楔状パット（の例）

楔状パットは，足部の外反移行位の誘導を目的とするものであるから，立位

時のアーチ内側部の皮膚に接触する程度の高さにする．挿入部位は立位時のアーチトップであればよいと考えていただきたい．

(2) 平面パット（内反誘導）（図35）

両側立方骨部位の足底に平面パットを挿入する．段ボールシートは中芯密度がやや細かいものを横にして使用して幅1cm・長さ2cm・高さ1mm程度の板状のパットを作製．補強，貼り付けは前述と同様．足部外反位から内反移行位による同側下肢の支持機構の確保を目的に，対側下肢の振り出しと同側下肢の支持機能の構築に使用する．

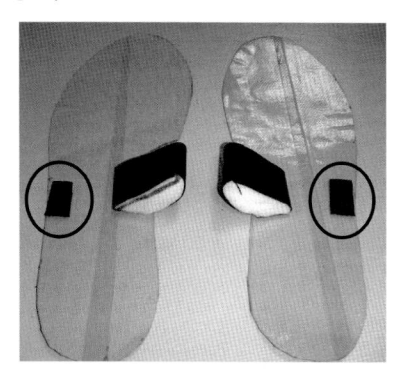

図35 平面パット（の例）

2 インソール使用例

1） 下肢機能構築の補助（自然立位形態の補整）

下肢の機能の補助として立位においては，軸機能側（非1st swing側）足部を軽度外反移行位で，1st swing側足部は軽度内反位に設定して，体幹を下肢の上に直立位で引き起こせるようにして自然立位形態を構築する．1st swing足は内反移行位パット＋踵補高パット，軸機能側は外反移行位パットで構成，常に両側セットで作製する．

ヒトは足部内反位（右＞左）で立位を構成している．左右非対称であるがゆえに内反アーチが高いほうは外反位への移行が可能であり，アーチの低いほうは内反位への移行が可能になり，歩行がよりスムースにできるよう形態を進化させてきたと考えられる．

体幹支持機能の低下，もしくは両下肢の支持機能が低下すると，体幹を支えるために足部は両足部内反位を構成するか，足幅を広げて両足外反位による立位肢位を構築する．

両足部内反位または両足部外反位で立位を構築すると，体幹は前傾し腰背部で体幹を引き起こすため，体幹そのものが固定状態となり立位保持および歩行の不安定を招く．

ヒトの立位形態は左右非対称であり，両脚立位時では足部内反位（右＞左）で立位を構成しているが，片脚立位では脛骨捻転角の外捻側（主に右脚）では内反位から外反移行位，脛骨捻転角の内捻側（主に左脚）では内反位に移行する．内反位パットは脛骨捻転角の外捻側に用いられ，片脚立位時の足部外反移行位を誘発する高さ，足底アーチ部の皮膚面を軽く加圧する程度の高さを設定する．外反移行位パットは脛骨捻転角の内捻側に用いられ，片脚立位時の足部

内反移行位が可能な高さを設定する．踵補高パッドの補高の設定は，鼻梁線からの垂線と両胸鎖関節中央からの垂線とのズレから，自然立位における頭部偏位3～5 mmを引いた数値を基本にして設定する．

アーチ構造を考慮し過ぎると，立位構築はできてもアーチの推進機能が阻害され，歩行の滑らかさが失われる点を十分考慮する必要がある．ゆえに，目的を明確にしてアーチの形状が目的に適合しているか確認して作製することが重要である．

2）　立位形態補整としての踵補高

踵部の補高は，一側下肢の支持機能の低下による見せかけの下肢脚長差（機能的脚長差）と解剖学的な脚長差を含めた下肢長の補整による立位形態の変化の補整として利用することが多い．

片側の上肢関節の可動域制限，筋力低下，疼痛，もしくは下肢関節の可動域制限，支持性の低下，疼痛があると，立位形態は患側骨盤の挙上位，挙上側の頭部偏位，体幹の対側偏位，対側骨盤の下降と前方回旋，挙上側の足部底屈，挙上側足部の内反，対側足部の内反過剰位を形成し，歩行時の振り出しと支持機能に影響を与える．

また一側下肢の支持性の低下はその補償として，同側骨盤を挙上，頭部の同側偏位，体幹同側の後方位および対側偏位，同側肩部の下降，同側股関節の屈曲，膝関節の伸展，足関節の底屈，足部内反の過剰，対側足部の内反過剰位を形成するか，または，同側骨盤を挙上，頭部の対側偏位，体幹同側後方移行位および対側の偏位，同側肩部挙上，同側股関節屈曲，膝関節伸展，足関節底屈，足部内反過剰，対側の足部内反の過剰位を形成する．

1回の理学療法施行により骨盤挙上過剰位が補整されても，または骨盤挙上位の形態変化の原因である下肢支持性の低下が改善されたとしても，形態変化の持続的な改善は難しいと予想される．そこで，踵補高を挿入することで身体各部の形態変化を補整し，動作として行使することにより持続的な形態の改善をより容易にすることが可能となる．

3）　1st swing の設定

人間は直立二足の立位形態から，左右交互に一足ずつ振り出して歩行を構成する．第一歩振り出しは左右いずれからでも良いはずであるが，多くは左下肢を軸として右からの第一歩を振り出している．

歩行における立脚側の足部には支持機構および推進機構が求められ，これらを得るには足部の外反位から内反位への移行（形態変化）が必要となる．自然

立位で左足部はすでに外反位であることから，内反位へ移行しやすい側と言える．その結果として左下肢を軸とした右下肢の第一歩振り出しが採用されていると考える．歩行開始直前には，体幹の左側から右側へのわずかな偏位，続いて右側から左側へのわずかな偏位が見られ，その後，右下肢が振り出される．この体幹の左右側方運動は，上半身質量中心を支持脚側に移行するためだけでなく，左足部の外反位から内反位への移行のきっかけとして機能していると考えられる．

しかし，なんらかの原因で立位形態の破綻が起こると下肢軸機能の構築がしやすい対側下肢から第一歩を出さざるを得ないことになる．右足を第一歩として振り出す歩行様式により進化してきた形態のまま，左足を第一歩として振り出すことで歩行のスムーズさが損なわれる．

1st swing 側を決定後，同側踵部の補高を行う．このとき，立位時の頭部および骨盤が同側後方回旋位になるように補高量を調整する．加えて，両側の舟状骨部に楔状パット，立方骨部に平面パットを挿入する．

4) 体幹前方移行位の補助（慣性の制御として）

近年の加齢変化に対して抵抗する風潮は身体形態にも及び，多くの人々が体幹屈曲姿勢を嫌い，過度に体幹を引き起こすような姿勢をとっている．その結果，体幹は後方位へ過剰形態になり形態補整として背筋の過緊張を呈し，体幹の可動性を制限する．立位形態として両足部内反，膝関節伸展，股関節屈曲，頭位の前方移行位，または両側足部外反，膝関節屈曲，股関節屈曲，頭部の前方移行位のいずれかを構築する．

動作時の体幹移行が困難な場合，歩行時の推進機能を低下させるだけでなく膝関節痛，肩関節痛，腰背部筋痛の原因となることが多い．

理学療法は体幹前方移行位の手技で対応する．改善状態の持続補助として，前足部に厚さ0.5～3 mm程度のパットを入れて荷重応答期の体幹の前方移行位を構築する．パットの厚さは体幹の前方移行位の程度に合わせる．

5) 下肢の交互振り出しの構築

歩行は，下肢で体幹を前方に移動させる動作であって，通常は一側下肢を前方に振り出してから体幹を乗せ，次に対側下肢を振り出して体幹を乗せることを繰り返して歩行動作は構成されている．

人間の歩行は，縦に長い楕円形の胴体と頭部を2本の下肢で支えて歩くことから，形態的に厚さ20 cm・幅40 cm・長さ160 cmほどの板を立てて移動させることに似ている．このような板を移動させる際，まず左右いずれかの端を後

方に引いた斜め状態で立て，前方位にある端に傾けて支点をつくり後方位にある端を前方位に移動，次に後方位にある端を前方位へ移動した端を支点にして前方位へ移動させるといったパターンを用いることが多い．臨床の場では，しばしば対側足部を内反からさらに内反へ移行させるために，患肢側骨盤の挙上位への移行と骨盤の回旋形態構成ができず，振り出し困難な例を見かける．対側足部の外反位から内反位への移行を習熟させるための補助具として使用するのが足部内外反誘導をする楔状パットである．

両側の舟状骨部足底に楔状パットの材質は軟らかめのものを使用する．幅2 cm・内側高5 mm〜1.5 cm程度の楔状パットを足底アーチ境界部まで内側から差し込む．立方骨部には硬めの材質を使用し，幅1 cm・長さ2 cm・高さ1 mm程度の平面パットを挿入，足部内反から外反，外反から内反移行，下肢振り出しと支持機能を構築する．

3 インソールを用いた立位形態構築

1) 頭部の偏位，回旋過剰（軽度右偏位，右回旋で正常）への対応

背臥位で，体幹の偏位と体幹偏位側と同側下肢の支持機構を構築するため，同側前腕を肘関節屈曲位で回外し，同側足部を内反位へ移行させる．

体幹偏位に続き，胸骨下端から胸骨上端の順に加圧を繰り返し，胸骨上端で終了とし，仮想床面を押すように下肢を尾側方向へ押し付けさせる．

【インソール対応】
顔面鼻梁からの垂線と胸鎖関節中央からの垂線とのズレの差を同側踵に補高することで修正する．この前額面における頭部のアライメントは左右骨盤の高低差との相関が非常に強い．そのため，補高し左右骨盤の高低差を修正することで，頭部を修正することができる．

2) 頭部の前方位または屈曲過剰（直上位で正常）への対応

胸骨下端，胸骨上端の順に加圧を繰り返し，胸骨上端で終了とし体幹前方位を構築する．

【インソール対応】
両足に前足部パット（0.5〜3 mm）を挿入し体幹の前方位を構築する．

3) 肩部の一側挙上と後方回旋の過剰（軽度右側挙上および後方回旋で正常）への対応

　肩部挙上側と対側の足部（このようなケースでは過剰内反していることが多い）に抵抗をかけての内反を繰り返し，結果として対側足部を外反方向へ移行させ軽度内反位とさせる．これにより対側下肢の支持機構を構築，体幹の同側偏位を得る．

　　補足：足部内反運動を繰り返し，足部内反機能を促通することにより，荷重位における足部形態は結果として外反方向へ移行する．

【インソール対応】
　対側足部に外反移行位パットを挿入し，外反移行位を構築し同側体幹を偏位させる．この外反移行位パットは高さが非常に低いため，足部はこのインソールを押すように反応し，結果として外反方向に移行する．

4) 体幹の偏位過剰（軽度左偏位で正常）への対応
　体幹偏位の対側の第10肋骨内側から外側へ加圧を繰り返し，体幹の対側偏位を得る．

【インソール対応】
　対側足へ内反位パットを挿入し足部外反移行位を構築，同側体幹の偏位を得る．

5) 体幹の直立の異常（直上位で正常）対応
　胸骨下端から上端の順に加圧を繰り返し，胸骨上端で終了とし，体幹前方位を構築する．
　両側の肘関節屈曲位および前腕回外位で母指を外転して，さらに回外を繰り返し行わせ体幹前方移行位を構築する．

【インソール対応】
　両足に前足部パットを挿入（0.5～3 mm）し体幹前方移行位を構築する．

6) 骨盤の一側の挙上および後方回旋の過剰（右側の軽度挙上および後方回旋で正常）への対応
　体幹の骨盤挙上側偏位に続き，胸骨下端から上端の順に加圧を繰り返し，胸骨上端で終了とし，体幹の同側偏位および前方移行位を構築する．
　骨盤挙上側の肘関節屈曲，前腕回外位で母指を外転，前腕回外させ，術者の

第2・3指で手背を支えながら第1指と第2指とでピンチを繰り返させ体幹前方移行位を構築する．
　対側足部に抵抗をかけて内反を繰り返し体幹を同側偏位させ，対側下肢の支持機構を構築する．

【インソール対応】
　顔面鼻梁からの垂線と胸鎖関節中央からの垂線とのズレの差を同側の踵に補高することで修正する．

7） 下肢の屈曲（直立位で正常）への対応
　体幹の患肢側偏位に続き，胸骨下端から胸骨上端の順に加圧を繰り返して胸骨上端で終了とし，仮想床面を押すように下肢を尾側方向へ押し付けさせる．対側足部に抵抗を加えた内反を繰り返し，対側下肢の支持機構を構築する．

8） 足部内反の過剰（右＞左位，片脚立位で右外反，左内反で正常）への対応
　足部内反が大きい側の足底に抵抗をかけて内反を繰り返して，体幹の同側偏位を得る．

【インソール対応】
　両側の舟状骨下と立方骨下に皮膚に接触する程度の厚みのパットを挿入，一側の足部内反，他側の足部外反移行位を構築する．

PT ポジショニング

　片側上下肢もしくは上肢のみ，または下肢のみの機能低下は前額面および回旋軸の形態変化を，両上肢もしくは両下肢の機能低下は体幹矢状面の形態変化を招来する．これらは背臥位においても立位時と同様の形態変化の運動連鎖を起こし，関節の可動域制限，関節運動の低下，動作困難を生じさせる．
　臥床により低下した機能をさらに低下させないために，また理学療法施行により改善した機能を維持するためには，機能回復に最適な身体環境をつくることが重要でポジショニングには細心の注意が必要である．ポジショニングは臥床対応のみに連想されるが，立位および座位においても必要な理学療法技術なのである．

臨床の場面で1回の治療で改善した機能が次回の理学療法施行時には後退していることを誰しもが経験するが，1回の治療の結果が維持できたなら治療期間の短縮につながるだけでなく治療期間の予測も可能になるであろう．1回の理学療法で得られた結果に対し，その結果を維持する方法としてポジショニングはインソールとともに有効な方法なのである．

1 片側上肢機能障害例への対応

片側上肢機能障害があれば，背臥位または立位であっても体幹は対側偏位および後方位に移行し，疾患部位が肩・肘・手指いずれの関節であっても肩関節屈曲・外転・外旋，肘関節伸展，前腕回外，指関節伸展制限を起こしやすくなる．

【対　応】
患肢対側胸郭中端（第7～8肋骨位）骨下に，皮膚をわずかに加圧する程度の厚さのタオルなどを挿入し体幹患肢側の偏位を構築する．

一般に片側上肢機能障害では長期間の臥床は少なく，多くは座位または立位状態でのポジショニングが問題になる．

片側上肢機能障害での立位形態は，
・頭部の患肢側偏位過剰
・肩部の患肢側下降位過剰
・体幹の患肢側対側偏位過剰
・骨盤の患肢側挙上位過剰
・足部患肢側の内反位過剰・対側内反位過剰

をとることが多い．ただし肩関節可動域の制限の程度が強い，もしくは関節運動痛が強い場合は肩関節挙上位になっている．

【インソール対応】
患肢側足部の舟状骨下に楔状パットを挿入，患肢側の下肢支持機能を増加して体幹を患肢側へ移行させる．次に頭部患肢側偏位過剰，肩部患肢側下降位過剰，骨盤患肢側挙上位過剰に対し，患肢側踵に補高をすることで立位形態を構築する．

2 片側下肢機能障害例への対応

片側下肢機能障害があれば，背臥位または立位であっても体幹は対側偏位および後方移行位，背臥位形態は頭部患肢側偏位，体幹対側偏位および後方移行位，骨盤挙上位，股関節屈曲・外旋位，膝関節屈曲，足部両側内反位をとる．その結果，頸部屈曲制限，体幹屈曲制限，股関節屈曲・外転・内旋制限，膝関

節伸展制限，足関節背屈制限を招来して，起き上がり困難，下肢の支持性低下を惹起し歩行困難を生じる．

片側下肢機能障害による臥床は整形外科疾患の術後にほぼ限定され，整形外科治療の目的に応じて関節は固定されていることが多い．近年の人工関節の進歩によって人工股関節置換術，人工膝関節置換術例が多く見られるようになり最近では入院期間も短くなってきている．限られた期間の中で跛行の改善まで対応するとすれば，ポジショニングは術直後から実施できる方法であることから，退院時までの理学療法において非常に重要な位置づけとなる．

1) 人工股関節置換術後例

人工股関節置換術後は背臥位で患肢股関節は軽度外転肢位が設定される．その結果，頭部は患肢側偏位，体幹対側偏位，骨盤患肢側挙上位，股関節外転・伸展位，膝関節伸展位，足部両側内反位が形成され関節可動域および制限，腰背筋過緊張を招来するため，起き上がり困難を呈していることが多い．

【対 応】

同側胸郭上端（第5～6肋骨位）下に皮膚をわずかに加圧する程度の厚さのタオルなどを挿入し，体幹患肢側下端の後方移行位を構築する．同側股関節の内旋移行位，対側胸郭中端（第7～8肋骨位）下に皮膚をわずかに加圧する程度の厚さのタオルなど挿入して体幹患肢側の偏位および前方移行位を構築し，背臥位において立位形態を構築する．これにより患肢側下肢および腰背筋の過緊張軽減肢位を形成する．

2) 人工膝関節置換術後例

人工膝関節置換術施行は変形性膝関節症の増悪例に多く，前提となる背柱後弯は改善されないまま臥位となるため，背臥位または臥床肢位は股関節屈曲，膝関節屈曲，体幹対側偏位，骨盤患肢側挙上位となる．この肢位は下肢支持機構を著しく低下させる要因となる．

【対 応】

同側胸郭下端（第9～10肋骨位）下に皮膚をわずかに加圧する程度の厚さのタオルなどを挿入し，体幹患肢側の下端前方位を構築する．股関節伸展位を形成するために，股関節伸展筋，膝関節伸展筋，足関節底屈筋，足関節背屈筋の順に筋収縮させ下肢支持性を強化するために必要な運動のパターンを習得し肢位形成する．

3 片側上下肢機能低下例への対応

　片側上下肢の障害があれば，背臥位において立位形態の補償として患肢対側肢で支持して障害側の挙上形態を構築するため，体幹健側偏位過剰，肩関節挙上・内転・内旋，肘関節屈曲，手関節掌屈，指関節屈曲，股関節屈曲・外転・外旋，膝関節屈曲，足関節底屈，頭部患肢側偏位を構成することとなる．上下肢関節可動域および体幹の可動域の制限を引き起こし，寝返り，起き上がり，立ち上がりなどの動作を著しく困難にする．片側上下肢の障害に対するポジショニングは直立一足形態の構築を予防し，人間本来の直立二足形態を構築することである．

【対　応】
1．対側胸郭（第5～10肋骨位）下にタオルなど挿入して体幹患肢側偏位を構築し，上肢関節の可動域制限，関節運動の低下，動作困難を予防する．同時に対側胸郭下端（第9～10肋骨位）下に皮膚をわずかに加圧する程度の厚さのタオルなどを挿入して体幹患肢側下端を前方移行位，体幹患肢側偏位および患肢側下肢支持機構を構築する．
2．患肢側上下肢の低緊張により下肢支持機構が著しく低下し，立位が困難で伸展機構の強化および支持機構に対する補償をせざるを得ない場合は，患側胸郭（第5～10肋骨位）下にタオルなど挿入して体幹対側偏位および前方移行位，骨盤挙上移行位および患肢側上下肢の緊張を高める．
3．片麻痺例では胸郭下にパットを挿入することにより体幹偏位量を調節することができ，完全とは言いがたいが痙性をコントロールすることができる．痙性が高ければ対側胸郭下にパットを挿入し，体幹麻痺側偏位による筋緊張を低下させ麻痺側上下肢の関節可動域および確保を容易にすることが可能となる．麻痺側胸郭下にパットを挿入し，体幹麻痺側偏位を構築することにより筋緊張を高め下肢支持性を高めることができる．

4 体幹機能低下例への対応

　体幹支持機能の低下が生じるとその補償による形態連鎖として両股関節屈曲，体幹後方移行位が起こる．体幹支持機能低下の最大の原因は加齢であるが，高齢者が運動器もしくは運動器以外の疾病により臥床期間が長くなると股関節屈曲拘縮をつくる可能性が高くなる．

【対　応】
　両側胸郭（第5～10肋骨位）下にタオルなどを棒状に丸めて挿入し体幹の前方移行位を構築し，背臥位時の体幹安定性を確保することで股関節屈曲拘縮を防止する．

治療肢位における形態構築

　四肢の他動的な関節可動域は，体幹偏位肢位と上下肢の内・外転可動域，体幹前後方向移行肢位と上下肢の屈曲・伸展可動域，体幹の回旋位と上下肢の内・外旋可動域というように，体幹のアライメントに対応している．一方で，自動的な関節可動域の場合，体幹と四肢運動面との関係は他動的可動域と同様であるものの，体幹のアライメントではなく，体幹の移行（動き）に対応している．これらのことを勘案して治療肢位は選定されなければならない．また，一般に治療肢位は重力による影響を軽減することを理由に背臥位で理学療法は施行されるが，理学療法の目的および症状に応じて肢位を選定すべきものである．

1 背臥位での形態構築

　治療肢位としての背臥位は，体幹形態を変化させ四肢関節可動域を確保する目的において，体幹からアプローチする際に有利な肢位である．

　体幹形態構築には半サイズのタオル手ぬぐいなどを幅 5 cm ほどに畳んでパットを作製し使用する．パットの厚さは胸郭下の皮膚をわずかに加圧する程度にする．パット挿入時に患者は挿入しやすいように体幹を回旋することが多いため，その結果高くなる傾向がある．パットの高さが高いと四肢関節運動時の体幹前方移行位の構築ができなくなり，意図する結果が出なくなるので注意しなければならない．

　患肢側胸郭背側部上部（第 5～6 肋骨位），同中部（第 7～8 肋骨位），同下部（第 9～10 肋骨位）にパットを挿入すると体幹は挿入されたパット部分を押すように反応するため，治療時点ではパット挿入部の体幹部の後方移行位が構築される．これにより，四肢関節運動時における体幹前方移行位が得られる．

1) 体幹患肢側胸郭への上端パット

　体幹患肢側胸郭上端パットの挿入は肩関節屈曲・外旋，肘関節伸展，手関節背屈，指関節伸展・股関節内旋可動域改善に対して行う（図 36）．

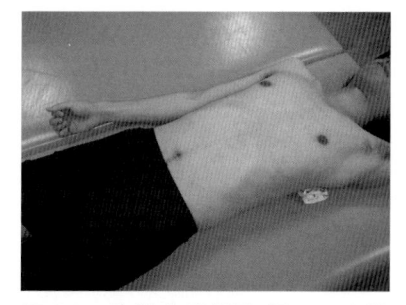

図 36　体幹患肢側胸郭への上端パット

①肩関節屈曲対応

　　患肢側胸郭上端（第5～6肋骨位）下に皮膚をわずかに加圧する程度の厚さのパットを挿入，肩関節屈曲運動時の体幹患肢側偏位および前方移行位を構築し，自動運動もしくは他動運動を施行．

②肩関節外旋対応

　　患肢側胸郭上端（第5～6肋骨位）下に皮膚をわずかに加圧する程度の厚さのパットを挿入，肩関節外旋運動時の体幹患肢側上端の前方移行位を構築し自動運動もしくは他動運動を施行．

③肘関節伸展対応

　　患肢側胸郭上端（第5～6肋骨位）下に皮膚をわずかに加圧する程度の厚さのパットを挿入，肘関節伸展運動時の体幹患肢側上端の前方移行位を構築し自動運動もしくは他動運動を施行．

④手関節背屈対応

　　患肢側胸郭上端（第5～6肋骨位）下に皮膚をわずかに加圧する程度の厚さのパットを挿入，手関節背屈運動時の体幹患肢側上端の前方移行位を構築し自動運動もしくは他動運動を施行．

⑤指関節伸展対応

　　患肢側胸郭上端（第5～6肋骨位）下に皮膚をわずかに加圧する程度の厚さのパットを挿入，指関節伸展運動時の体幹患肢側上端の前方移行位を構築し自動運動もしくは他動運動を施行．

⑥股関節内旋対応

　　患肢側胸郭上端（第5～6肋骨位）下に皮膚をわずかに加圧する程度の厚さのパットを挿入，股関節内旋運動時の体幹患肢側下端の後方移行位を構築し自動運動もしくは他動運動を施行．

2）体幹患肢側胸郭への中端パット

　体幹患肢側胸郭中端パット挿入は肩関節外転・水平外転・水平内転，肘関節屈曲，手関節掌屈，指関節屈曲，股関節内転・外転，体幹の回旋，頭位の回旋に可動域改善に対して行う（図37）．

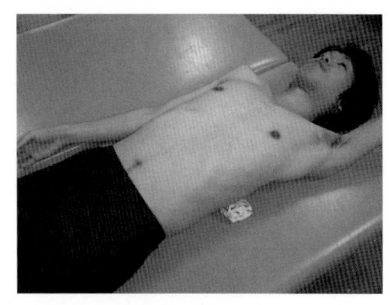

図37　体幹患肢側胸郭への中端パット

①肩関節外転対応
　　患肢側胸郭中端（第7〜8肋骨位）下に皮膚をわずかに加圧する程度の厚さのパットを挿入，肩関節外転運動時の体幹の患肢側偏位および体幹患肢側の前方移行位を構築し自動運動，もしくは他動運動を施行．

②肩関節水平外転対応
　　患肢側胸郭中端（第7〜8肋骨位）下にわずかに皮膚を加圧する程度のやや厚めのパットを挿入，肩関節水平外転運動時の体幹の患肢対側偏位および体幹患肢側の前方移行位を構築し自動運動，もしくは他動運動を施行．

③肩関節水平内転対応
　　対側胸郭中端（第7〜8肋骨位）下に皮膚を加圧する程度の厚さのパットを挿入，肩関節水平内転運動時の体幹の患肢側偏位および体幹患肢側の後方移行位を構築し自動運動，もしくは他動運動を施行．

④肘関節屈曲対応
　　同側胸郭中端（第7〜8肋骨位）下に皮膚をわずかに加圧する程度の厚さのパットを挿入，肘関節屈曲運動時の体幹患肢側の後方移行位を構築し自動運動，もしくは他動運動を施行．

⑤手関節掌屈対応
　　対側胸郭中端（第7〜8肋骨位）下に皮膚をわずかに加圧する程度の厚さのパットを挿入，手関節掌屈運動時の体幹患肢側の後方移行位を構築し，自動運動，もしくは他動運動を施行．

⑥指関節屈曲対応
　　対側胸郭中端（第7〜8肋骨位）下に皮膚をわずかに加圧する程度の厚さのパットを挿入，指関節屈曲運動時の体幹の患肢側偏位および体幹患肢側の後方移行位を構築し，自動運動もしくは他動運動を施行．

⑦股関節屈曲対応
　　同側胸郭上端（第7〜8肋骨位）下に皮膚をわずかに加圧する程度の厚さのパットを挿入，股関節屈曲運動時の体幹の患肢対側偏位および体幹患肢側の後方移行位を構築し，自動運動もしくは他動運動を施行．

⑧股関節外転対応
　　対側胸郭中端（第7〜8肋骨位）下に皮膚をわずかに加圧する程度の厚さのパットを挿入，股関節外転運動時の体幹の患肢側偏位を構築し，自動運動もしくは他動運動を施行．

⑨股関節内転対応

対側胸郭中端（第7～8肋骨位）下に皮膚をわずかに加圧する程度の厚さのパットを挿入，股関節内転運動時の体幹の患肢対側偏位を構築し，自動運動もしくは他動運動を施行．

⑩体幹の回旋対応

対側胸郭中端（第7～8肋骨位）下に皮膚をわずかに加圧する程度の厚さのパットを挿入，体幹回旋運動時の体幹の患肢対側偏位を構築し，自動運動もしくは他動運動を施行．

⑪頭部の回旋対応

対側胸郭中端（第7～8肋骨位）下に皮膚をわずかに加圧する程度の厚さのパットを挿入，頭位回旋運動時の体幹患肢対側偏位を構築し，自動運動もしくは他動運動施行．

3) 体幹患肢側胸郭への下端パット

体幹患肢側胸郭への下端パットの挿入は肩関節内旋，股関節伸展・外旋，膝関節伸展，足関節背屈，足関節底屈可動域改善に対して行う（**図38**）．

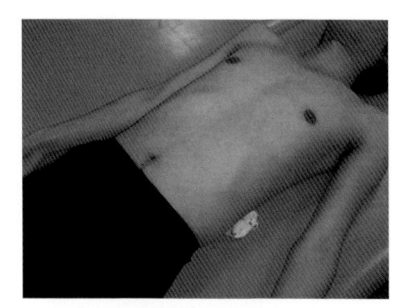

図38 体幹患肢側胸郭への下端パット

①肩関節内旋対応

同側胸郭下端（第9～10肋位）骨下に皮膚をわずかに加圧する程度の厚さのパットを挿入，肩関節内旋運動時の体幹患肢側上端の後方回旋移行位を構築し，自動運動もしくは他動運動を施行．

②股関節伸展対応

対側胸郭下端（第9～10肋骨位）下に皮膚をわずかに加圧する程度の厚さのパットを挿入，股関節伸展運動時の体幹の患肢側偏位および体幹患肢側の後方移行位を構築し，自動運動もしくは他動運動を施行．

③股関節外旋対応

同側胸郭下端（第9～10肋位）下に皮膚をわずかに加圧する程度の厚さのパットを挿入，股関節外旋運動時の体幹患肢側下端の前方移行位を構築し，自動運動もしくは他動運動を施行．

④膝関節伸展対応

　　対側胸郭下端（第9～10肋骨位）下に皮膚をわずかに加圧する程度の厚さのパットを挿入，膝関節伸展運動時の体幹患肢側の前方移行位を構築し，自動運動もしくは他動運動を施行．

⑤足関節背屈対応

　　同側胸郭下端（第9～10肋骨位）下に皮膚をわずかに加圧する程度の厚さのパットを挿入，足関節背屈運動時の体幹患肢側の前方移行位を構築し，自動運動もしくは他動運動を施行．

⑥足関節底屈対応

　　対側胸郭下端（第9～10肋骨位）下に皮膚をわずかに加圧する程度の厚さのパットを挿入，足関節底屈運動時の体幹患肢側の後方移行位を構築し，自動運動もしくは他動運動を施行．

⑦膝関節屈曲対応

　　対側胸郭下端（第9～8肋骨位）下に皮膚をわずかに加圧する程度の厚さのパットを挿入，膝関節屈曲運動時の体幹患肢側の前方移行位を構築し，自動運動もしくは他動運動を施行．

2 座位での形態構築

　治療肢位としての端座位は，体幹形態を変化させ四肢関節可動域を確保する目的において，四肢からアプローチして体幹形態を操作する際に有利な肢位である．

　人間は，直立二足立位形態を基本的な形態としていて，端座位は両足底と骨盤底部で体幹を直立位に保持している形態である．そのため，座位肢位を選定したときは座面で支持しての体幹直立肢位であるか，足底は床面に接しているかなど下肢形態に留意する．特に足底は上肢機能構築の際に無視されがちであるが，人間の基本的な形態は立位形態であって，端座位においても床面に脛骨外捻側足底は内反移行位，脛骨内捻側足底は外反移行位を構成して体幹を自然立位と同様の状態に保ち四肢の運動時に対応している．そのため，四肢の運動方向に対応して体幹形態を変化させるパットなどを挿入する．

　骨盤と両下肢支持による体幹直立肢位である座位は四肢遠位端から前額面，矢状面，軸回旋方向の体幹形態構築の調整が容易なことから上肢機能障害に対しての自動運動に適している治療肢位であると言える．

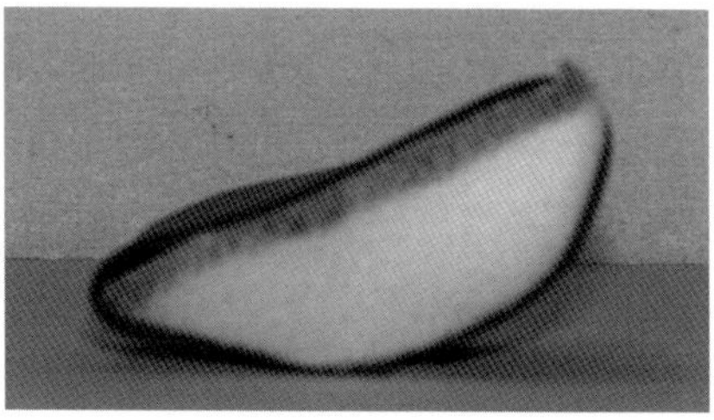

2 形態構築アプローチにおける理学療法の展開

図39 足部外反形態構築パット

1) 足部外反形態構築パット

足部外反形態構築に使用するパットは背臥位で使用した半サイズタオル手ぬぐいなどを幅5cmほどに畳んだものか，荷重をかければ沈み込む程度のスポンジを楔状に形成したものを舟状骨下に挿入する（図39）．

①肩関節屈曲対応

患肢側足部舟状骨下に先端部が皮膚に接触するまで楔状のパットを挿入，足部外反移行位を構築して体幹患肢対側偏位および後方移行位を構築，加えて患肢側後足部に高さ3～8mm程度のパットを補高，肩関節屈曲運動時の体幹患肢側偏位および前方移行位を構築し，自動運動もしくは他動運動を施行．

②肩関節伸展対応

患肢側足部立方骨下に先端部が皮膚に接触するまで楔状のパットを挿入，足部外反移行位を構築して体幹患肢対側偏位を構築，加えて患肢側前足部に高さ1～3mm程度のパットを補高，肩関節伸展運動時の体幹患肢側の後方移行位を構築し，自動運動もしくは他動運動を施行．

③肩関節外転対応

患肢側足部舟状骨下に先端部が皮膚に接触するまで楔状のパットを挿入，足部外反移行位を構築して体幹患肢対側への偏位および後方移行位を構築，加えて患肢側後足部に高さ3～8mm程度のパットを補高，肩関節外転運動時の体幹患肢側の前方移行位を構築し自動運動，もしくは他動運動を施行．

④肩関節水平内転対応

患肢対側足部立方骨下に先端部が皮膚に接触するまで楔状のパットを挿入，足部外反移行位を構築して体幹患肢側形態を構築，加えて患肢側前足部に高さ1～3mm程度のパットを補高，肩関節水平内転運動時の体幹患肢側の後方移行位を構築し，自動運動もしくは他動運動を施行．

⑤肩関節内旋対応
　　患肢側足部舟状骨下に先端部が皮膚に接触するまで楔状のパットを挿入，足部外反移行位および体幹患肢対側偏位を構築，加えて患肢側前足部に高さ1～3 mm程度のパットを補高，肩関節内旋運動時の体幹患肢側の後方移行位を構築し，自動運動もしくは他動運動を施行．

⑥肘関節屈曲対応
　　患肢側足部舟状骨下に先端部が皮膚に接触するまで楔状のパットを挿入，足部外反移行位および体幹患肢対側偏位を構築，加えて患肢側前足部に高さ3～8 mm程度のパットを補高，肘関節屈曲運動時の体幹患肢側の後方移行位を構築し，自動運動もしくは他動運動を施行．

⑦手関節掌屈対応
　　患肢側足部舟状骨下に先端部が皮膚に接触するまで楔状のパットを挿入，足部外反移行位および体幹患肢対側への偏位を構築，加えて同側前足部に高さ3～8 mm程度のパットを補高，手関節掌屈運動時の体幹患肢側の後方移行位を構築し，自動運動もしくは他動運動を施行．

⑧指関節屈曲対応
　　患肢側足部舟状骨下に先端部が皮膚に接触するまで楔状のパットを挿入，足部外反移行位および体幹患肢対側への偏位を構築，加えて同側前足部に高さ3～8 mm程度のパットを補高，指関節屈曲時の体幹患肢側の後方移行位を構築し自動運動，もしくは他動運動を施行．

⑨股関節内転対応
　　患肢対側足部舟状骨下に先端部が皮膚に接触するまで楔状のパットを挿入，足部外反移行位および体幹患肢対側偏位を構築，加えて対側前足部に高さ3～8 mm程度のパットを補高，股関節内転運動時の体幹患肢側の後方移行位を構築し，自動運動もしくは他動運動を施行．

⑩体幹屈曲対応
　　一側足部舟状骨下に先端部が皮膚に接触するまで楔状のパットを挿入，足部外反移行位を構築，他側足部立方骨下に幅20 mm・厚さ5～7 mm程度のパットを挿入，足部内反移行位を構築して体幹前方移行位を構築，加えて両側前足部に高さ3～8 mm程度のパットを補高，体幹屈曲運動時の体幹患肢側の後方移行位を構築し，自動運動もしくは他動運動を施行．

⑪体幹伸展対応
　　一側足部舟状骨下に先端部が皮膚に接触するまで楔状のパットを挿入，足

部外反移行位を構築，他側足部立方骨下に幅20 mm・厚さ5～7 mm程度の
パットを挿入，足部内反移行位および体幹前方移行位を構築，加えて両側後足
部に高さ3～8 mm程度のパットを補高，体幹伸展運動時の体幹患肢側の後方
移行位を構築し，自動運動もしくは他動運動を施行．

⑫体幹回旋対応
　　対側足部立方骨下に先端部が皮膚に接触するまで楔状のパットを挿入，足
部外反移行位を構築して内反位とし，体幹の患肢対側偏位を構築，加えて両側
後足部に高さ3～8 mm程度のパットを補高，体幹回旋運動時の回旋側体幹後
方移行位を構築し自動運動，もしくは他動運動を施行．

⑬頭部屈曲対応
　　一側足部舟状骨下に先端部が皮膚に接触するまで楔状のパットを挿入，足
部外反移行位を構築，他足部立方骨下に幅20 mm・厚さ5～7 mm程度のパッ
トを挿入，足部内反移行位および体幹前方移行位を構築，加えて両側前足部に
高さ3～8 mm程度のパットを補高，頭部屈曲運動時の体幹患肢側の後方移行
位を構築し自動運動，もしくは他動運動を施行．

⑭頭部伸展対応
　　一側足部舟状骨下に先端部が皮膚に接触するまで楔状のパットを挿入，足
部外反移行位を構築，他足部立方骨下に幅20 mm・厚さ5～7 mm程度のパッ
トを挿入，足部内反移行位を構築して体幹前方移行位を構築，加えて両側後足
部に高さ3～8 mm程度のパットを補高，頭部伸展運動時の体幹患肢側の後方
移行位を構築し自動運動，もしくは他動運動を施行．

⑮頭部回旋対応
　　対側足部立方骨下に先端部が皮膚に接触するまで楔状のパットを挿入，足
部外反移行位および体幹の対側偏位を構築，加えて両側後足部に高さ3～8
mm程度のパットを補高，頭部回旋運動時の回旋側体幹の後方移行位を構築
し，自動運動もしくは他動運動を施行．

2）足部内反形態構築パット

　足部内反形態の構築に使用するパットは幅20 mm・厚さ5～7 mm程度のや
や硬めの材質を板状に形成し横から差し込むようにして使用する（**図40**）．

①肩関節水平外転対応
　　患肢側足部舟状骨下に幅20 mm・厚さ10 mm程度のパットを挿入，足部内
反移行位および体幹患肢側偏位を構築，加えて同側後足部に高さ3～8 mm程度

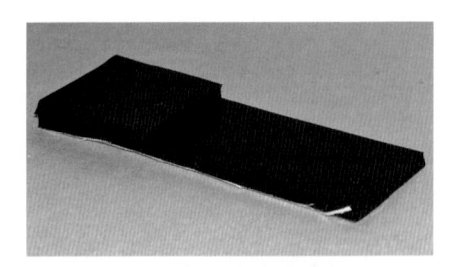

図40 足部内反形態構築パット

のパットを挿入，肩関節水平外転運動時の体幹患肢側の前方移行位を構築．ただし外転90°を越えたときは立方骨下に幅20 mm・厚さ5〜7 mm程度のパットを入れ替えて体幹患肢対側偏位を構築，前足部に高さ1〜3 mm程度のパットを挿入，体幹の後方移行位を構築し，自動運動もしくは他動運動を施行．

②肩関節外旋対応

　患肢側足部立方骨下に幅20 mm・厚さ5〜7 mm程度のパットを挿入，足部内反移行位および体幹の患肢側偏位を構築，加えて患肢側後足部に高さ3〜8 mm程度のパットを挿入，肩関節外転運動時の体幹患肢側の前方移行位を構築し，自動運動もしくは他動運動を施行．

③肘関節伸展対応

　患肢側足部立方骨下に幅20 mm・厚さ5〜7 mm程度のパットを挿入，足部内反移行位および体幹の患肢側偏位を構築，加えて同側後足部に高さ3〜8 mm程度のパットを挿入，肘関節伸展運動時の体幹患肢側の前方移行位を構築し，自動運動もしくは他動運動を施行．

④手関節背屈対応

　患肢側足部立方骨下に幅20 mm・厚さ5〜7 mm程度のパットを挿入，足部内反移行位および体幹の患肢側偏位を構築，加えて同側後足部に高さ3〜8 mm程度のパットを挿入，手関節背屈運動時の体幹患肢側の前方移行位を構築し，自動運動もしくは他動運動を施行．

⑤指関節伸展対応

　患肢側足部立方骨下に幅20 mm・厚さ5〜7 mm程度のパットを挿入，足部内反移行位および体幹の患肢側偏位を構築，加えて同側後足部に高さ3〜8 mm程度のパットを挿入，指関節伸展運動時の体幹患肢側の前方移行位を構築し，自動運動もしくは他動運動を施行．

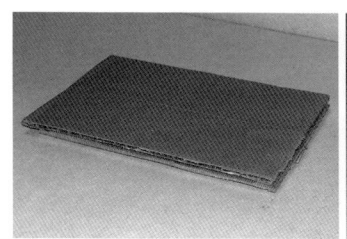

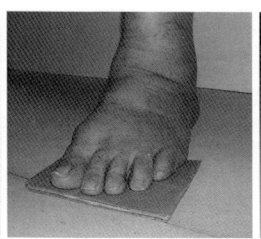

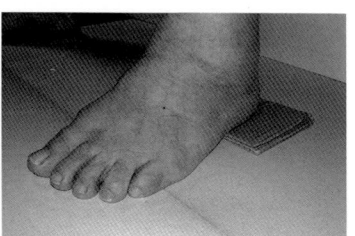

図41　体幹前後移行位の構築パット

⑥股関節外転対応
　　患肢対側足部立方骨下に幅20 mm・厚さ5～7 mm程度のパットを挿入，足部内反移行位を形成して体幹の患肢側偏位を構築，加えて患肢対側後足部に高さ3～8 mm程度のパットを挿入，股関節外転運動時の体幹患肢側の前方移行位を構築し，自動運動もしくは他動運動を施行．

⑦足部外反対応
　　患肢対側足部立方骨下に幅20 mm・厚さ5～7 mm程度のパットを挿入，足部内反移行位を構築して体幹の患肢対側偏位を構築，加えて対側前足部に高さ3～8 mm程度のパットを挿入，足部外反運動時の体幹患肢側の後方移行位を構築し，自動運動もしくは他動運動を施行．

3）　体幹前後移行形態構築パット
　前足部または後足部を補高しての体幹前後移行形態の構築に使用するパットは硬い材質を使用し，前足部または後足部が十分乗せられるものであれば形状は問わない（図41）．

①膝関節屈曲対応
　　患肢側肘関節屈曲・前腕回外位で第1指と第2指とで強くピンチを行わせ膝関節屈曲運動時の体幹患肢側の前方移行位を構築，前腕回外位でのピンチを同期させながら膝関節屈曲の自動運動もしくは他動運動を施行．
　　補足：膝関節屈曲は座位で患者自身に胸骨上端を加圧させながら伸展運動を行うと，体幹後方移行位から前方移行位のタイミングを会得しやすく，膝関節屈曲運動強化が容易になる．特に関節可動域改善の方法としては疼痛が少ないので有利になる．

②膝関節伸展対応
　　患肢側肘関節屈曲・前腕回内位で第1指と第2指とで強くピンチを行わせて膝関節伸展運動時の体幹患肢側が前方移行しやすい形態を構築，前腕回内位でピンチと同期させながら膝関節屈曲の自動運動もしくは他動運動を施行．

補足1：膝関節伸展は座位で患者自身に胸骨下端を加圧させながら伸展運動を行うと体幹前方移行位から後方移行位へのタイミングを会得しやすく膝関節伸展運動強化が容易になる．

補足2：膝屈伸運動を同時に行うときには胸骨上端加圧で屈曲，下端加圧で伸展を行うと，同時に頭部の倒立振り子機能の確保にもなり歩行時の推進機能の獲得にもなる．

③足部内反対応

　患肢対側足部舟状骨下に幅20 mm・厚さ10 mm程度のパットを挿入，足部外反移行位を構築して体幹の患肢側偏位を構築，加えて患肢対側後足部に高さ3〜8 mm程度のパットを挿入，足部内反運動時の体幹患肢側の後方移行位を構築し，自動運動もしくは他動運動を施行．

3 形態構築アプローチの臨床応用例

PT 形態破綻に起因する疼痛と対応

ここでは，形態破綻に起因する疼痛とその対応について部位別に解説する．

1 肩関節痛

肩関節痛は肩関節の可動域制限を伴うことが多く，上肢運動機能障害を呈し生活動作に支障をきたす．

加齢による体幹の支持機能の低下に対しては，その補償として体幹屈曲位に至ることが多い．肩関節のような関節運動の自由度が大きい関節では，もともと上肢関節運動と体幹の形態との相関が強く，この加齢に伴う体幹屈曲位傾向により上肢関節運動を行うためのシステムの不備が著明になり，肩関節へのストレスが起こりやすくなる．肩関節周囲炎が五十肩や四十肩と呼ばれるようにこの体幹形態変化が加齢と相関して関節痛を惹起する原因になっていると考える．

一側（結果として患側）上下肢の疼痛，筋力低下，関節の不安定などによる支持性の低下は，対側下肢での支持性補償のため，頭部の患肢側偏位過剰，肩部の患肢側下降位過剰，体幹の患肢対側偏位過剰，骨盤の患肢側挙上位過剰，足部の患肢側内反位過剰となり，結果として対側足部も内反位過剰位をとることが多い．肩部下降形態であると関節の適合性が阻害され，肩甲上腕リズムが崩れ肩関節痛や関節可動域制限を起こしやすくなる．このように肩関節痛は体幹形態変化に伴う体幹機能低下を要因として起こる疾患であると言える．

肩関節運動痛を呈する人の立位形態は，
・頭部が患肢側偏位過剰
・患肢側肩部が下降位
・体幹の患肢対側への偏位過剰
・骨盤患肢側の過剰な挙上位
・両側足部の内反の過剰（患肢対側で大）
を呈していることが多い．

肩関節可動域制限を呈する症例の立位形態において対側足部が内反過剰であれば，患肢側下肢の疼痛，筋力低下，関節の不安定などによる支持性の低下により生じた立位形態破綻の結果と考えられる．そのため，患肢対側足部に抵抗をかけて内反を繰り返して対側下肢の支持機能を強化して両側下肢で支持しての立位形態を構築することが必要になる．

さらに体幹患肢側偏位を得ることに対する下肢支持機構の確保のため，患肢側の踵補高と患肢足部の舟状骨部にパットを挿入する．筆者の経験では，肩関節周囲炎症例には，過去それも若年齢時における足部捻挫の既往があり，足関節不安定を呈しているケースは多いと思われる．

また，軽度の可動域制限および運動痛ならば，輪ゴムを4～6本つないで連環輪ゴムを作り，対側足部の母趾からアキレス腱部にかけて再び母趾にかけ足部内反位を構成することにより，荷重時の足部を外反移行位へ構築することも有効である．

1）関節可動域確保

肩関節可動域制限を体幹形態変化と関節運動との形態連鎖システムの不備と考えるため，肩関節可動域改善は下記のように体幹の形態を変化させて行う．

- 屈曲制限に対し→体幹を患肢側へ偏位，前方移行位に構築させながら手背を支えて他動運動もしくは自動運動を施行
- 伸展制限に対し→体幹を患肢対側へ偏位，後方移行位に構築させながら手掌を支えて他動運動もしくは自動運動を施行
- 外転制限に対し→体幹患肢側偏位，前方移行位に構築させながら手背を支えて他動運動もしくは自動運動を施行
- 内転制限に対し→体幹患肢対側偏位，後方移行位に構築させながら手掌を支えて他動運動もしくは自動運動を施行
- 外旋制限に対し→剣状突起部で外側偏位，体幹上端を前方移行位へ構築させながら手背を支えて他動運動もしくは自動運動を施行
- 内旋制限に対し→剣状突起部で対側偏位，体幹上端を後方移行位へ構築させながら手掌を支えて他動運動もしくは自動運動を施行

2 頸・肩・腰部痛

頸・肩・腰部の痛みの原因はさまざまであるが，原因の1つとして加齢の結果生じる脊柱形態の変化による立位形態の破綻が挙げられる．つまり形態破綻に起因する頸・肩・腰部痛の原因は，前方に傾く体幹を後方に引き起こそうとして立位保持を行うことである．体幹を引き起こすことが頸背部筋の過負荷と

なり阻血性障害が生じ，結果としてこれらの部位に痛みを生じる．よって直立二足形態を再構築することで，軽減もしくは消失することが考えられる．このように頸・肩・腰部痛は体幹後方移行位で出現するため，対応として体幹前方移行位の構築を図る．

1) 頸肩部痛

体幹支持機能の低下が起こると脊柱を屈曲して支持機能を補償する．これにより体幹軸は前方に移行し，この体幹軸の前方移行位に対応して下肢は両足部が内反し，下肢伸展機構で対応する．このため，歩行動作は著しく困難になり，頭頸部伸展を伴う上部体幹の伸展で体幹軸を後方に修正する．その結果，頭部は空間上で体幹より前方に移行する．このとき頭部を支える筋群に過負荷が生じ，頸肩部痛が引き起こされる．下肢の支持機能が低下することでも体幹前傾位での立位が構築されるため，結果として同様の症状が起こることが予想される．

【対　応】
　手技1：座位．患側肘関節屈曲，前腕回外，母指外転位，術者母指で患肢側母指を外転位に保持してさらに外転，患者に第1指と第2指で強くピンチを繰り返し行わせ，体幹患肢側を患肢側偏位および前方移行位に構築する．
　手技2：座位．両側肘関節屈曲，前腕回外，母指外転，術者母指で患肢側母指を外転位に保持してさらに外転を繰り返し，体幹の両側への偏位を促し，体幹患肢側を前方移行位に構築する．
　手技3：患肢側前足に前足部パットを1〜3 mmの高さで挿入し，体幹を後方移行位に構築して体幹を前方移行位に保持する．頸肩部痛が両側であれば両足部に挿入する．

2) 腰痛

腰痛の原因はさまざまでありその多くは不明であると言われているが，全症例に共通している現象として立位形態破綻を生じていることが挙げられる．

腰痛を訴える症例の立位形態は，
・頭部が患肢側偏位過剰，または正中位
・患肢側の肩部が下降位
・体幹が患肢対側へ偏位
・骨盤患肢側の過剰な挙上位
・患肢側足部の内反，対側足部の内反過剰

を呈していることが多い．

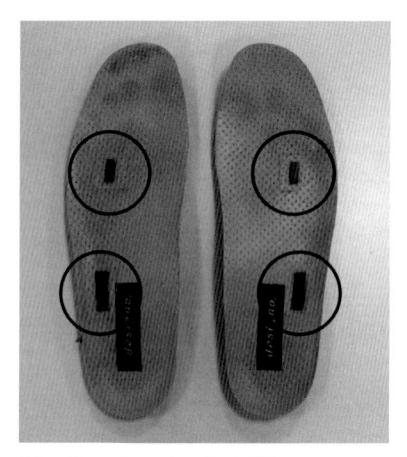

図42　インソールの例

【対　応】
　手技1：背臥位．術者の一側手掌で患肢側胸郭第10肋骨部を支えるように保持，第2～4指のDIP・PIP関節を屈曲して第10肋骨中間部（肋軟骨部）を外側に引くように加圧，体幹の患肢側偏位を得る．続いて，他側第2指で胸骨下端を加圧，次に第5指で胸骨上端を加圧する．これら3種の加圧をこの順序で繰り返し，胸骨上端の加圧で終了とし，体幹の患肢側偏位および前方移行位を構築する．
　手技2：座位．患肢側肘関節屈曲位，前腕回外位，母指外転位，術者母指で患肢側母指外転位を保持してさらに外転，患者に第1指と第2指で強くピンチを繰り返し行わせ，体幹を患肢側偏位および前方移行位に構築する．
　手技3：両足底に対して，楔立方関節の可動性を高めるため，第3・4趾中足骨頭間下に幅5mm・長さ15mm・厚さ2mmの平面パットを挿入する．次に踵立方関節の可動性を高めるため，立方骨下に幅8mm・長さ20mm・厚さ2～3mmの平面パットを挿入する（**図42**）．これにより立位時に脛骨外捻側の前足部を内反移行位，脛骨内捻側の前足部を外反移行位として自然立位形態を構築する．

3 下肢関節痛

　膝関節痛の原因はさまざまであるが，構造的な破綻と機能的な破綻に大別することができる．構造的な破綻に機能的な破綻が加わることで膝関節痛はしばしば増幅される．構造的な破綻に対しては，理学療法によって改善させることは困難であるが，痛みを増幅させる機能的な部分の破綻については理学療法士の技術でカバーできる分野であると考えている．機能的な部分をカバーでき結果的に痛みが軽減できれば，構造的な修復がなされるまでの期間，動作が確保されることになり患者にとって大きな利益と考えられる．

1) 膝関節内側の痛み

　膝関節内側の痛みは患肢側の下肢支持性の低下により，患肢側立脚時に体幹の患肢側偏位が遅れることで発症するものと考えられる．

　膝関節内側の痛みを訴える症例の立位形態をみると，
・頭部が患肢側偏位過剰
・患肢側の肩部が過剰な下降位
・体幹が患肢対側偏位過剰
・骨盤患肢側の過剰な挙上位
・足部患肢側の外反移行位
を呈していることが多い．

【対　応】
手技1：背臥位．術者の一側手掌で患肢側の胸郭第10肋骨部を手掌で支えるように保持，第2～4指のDIP・PIP関節を屈曲して第10肋骨中間部（肋軟骨部）を外側に引くように加圧，体幹の患肢側偏位を得る．続いて，他側第2指で胸骨下端を加圧，次に第5指で胸骨上端を加圧する．これら3種の加圧をこの順序で繰り返し，胸骨上端の加圧で終了とする．これにより体幹患肢側偏位および前方移行位を構築し，下肢支持機構を高め膝関節痛の軽減を図る．

手技2：患肢対側の足部内側アーチトップに楔状パット，外側立方骨下に平面パットを挿入，患肢側にも同様に挿入する．立位時に脛骨外捻側を前足部内反移行位に，脛骨内捻側を前足部外反移行位にして自然立位形態を構築することで下肢支持機構を高める．患肢側の振り出しで患肢側足部の内反位を構成し体幹の患肢側偏位を促し，立脚時に下肢支持性を確保させて膝関節痛の軽減を図る．

手技3：両足底に対して，楔立方関節の可動性を高めるため足趾第3・4趾中足骨頭間下に幅5 mm・長さ15 mm・厚さ2 mmの平面パットを挿入する．次に踵立方関節の可動性を高めるため，立方骨下に幅8 mm・長さ20 mm・厚さ2～3 mmの平面パットを挿入する（図42）．これにより立位時に脛骨外捻側の前足部を内反移行位，脛骨内捻側の前足部を外反移行位に構成して自然立位形態を構築する．また，歩行において上部体幹と下部体幹の回旋方向が交差し体幹の捻りによる歩行を行うことが可能となり，下肢運動との形態連鎖を容易にさせることで膝関節痛の軽減を図る．

2) 膝関節外側の痛み

　膝関節外側の痛みは，内側の痛みとは反対に患肢側立脚時に体幹の患肢側偏位が早過ぎるため，体幹が患肢側に過剰に偏位することで生じることが多い．

膝関節外側の痛みを訴える症例の立位形態をみると,
・頭部が患肢側偏位過剰
・患肢側の肩部が過剰な下降位
・体幹が患肢側へ偏位過剰
・骨盤患肢側の過剰な拳上位
・足部患肢側の外反移行位
を呈していることが多い.

【対　応】
　　手技1：背臥位．患肢側の胸骨剣状突起部位の高さで第10肋骨を母指と示指とで挟み込むようにして外側方向に加圧し，体幹上端の前方移行位を得る．次に内側方向に加圧し，体幹上端の後方移行位を得る．この工程を繰り返し，外側方向への移行で終了とする．これにより，患肢側股関節外旋運動域を確保し，患肢側の踵接地位置を内側に移行し，患肢側股関節内旋，膝関節外反による支持形態を軽減して膝関節痛の軽減を図る.
　　手技2：患肢対側足底に対して，楔立方関節の可動性を高めるために，第3・4趾中足骨頭間下に幅5 mm・長さ15 mm・厚さ2 mmの平面パットを挿入する(図42)．次に踵立方関節の可動性を高めるために立方骨下に幅8 mm・長さ20 mm・厚さ2〜3 mmの平面パットを挿入する．これにより患肢側下肢振り出し時の対側骨盤後方回旋を誘導する．患肢側の踵接地位置を内側に移動させることで患肢側足部の外反移行位を減少させ，膝関節の外反位を軽減し膝関節外反時痛の軽減を図る.

3) 足関節外果の痛み
　下肢患肢側の支持性低下によって立脚時に骨盤患肢側の前方回旋の不足を生じ，患側股関節の外旋角度が得られず外方に踵部患肢側を接地することとなる．この接地の外方化による体幹の患肢側偏位不足の補償のため足部が過剰内反位になり，足関節外果部に過度のストレスがかかることで足関節外果痛が生じる.

　足関節外果の痛みを訴える人の立位形態をみると,
・頭部が患肢側偏位過剰
・患肢側の肩部が過剰な下降位
・体幹が患肢対側へ偏位過剰
・骨盤患肢側の過剰な拳上位
・患肢側足部の内反過剰
を呈していることが多い.

【対　応】
　　手技1：背臥位．術者の一側手掌で患肢側胸郭第10肋骨部を手掌で支えるように保持，第2〜4指のDIP・PIP関節を屈曲して第10肋骨中間部（肋軟骨部）を外側に引くように加圧，体幹の患肢側偏位を得る．続いて，他側第2指で胸骨下端を加圧，次に第5指で胸骨上端を加圧する．これら3種の加圧をこの順序で繰り返し，胸骨上端の加圧で終了とする．これにより体幹の前方移行位を構築し，下肢支持機構を高める．次に対側足部の内反抵抗運動を繰り返し，立位時の足部外反移行位による立位形態を構築する．
　　手技2：立位形態を維持するために患肢側踵部補高と舟状骨下にパットを挿入する．足部外反移行位を促すため，対側足部にも舟状骨下にパットを挿入する．足部外反移行位を構築するとともに対側踵部外側に高さ2〜3mm・幅5mm角程度のパットを挿入し，踵接地時の患肢側対側骨盤を後方回旋させ患肢側骨盤前方回旋を誘発し，患肢側踵接地位置を内方に誘導する．

4）　外反母趾痛―体幹の側方位構築の不備
　外反母趾痛は歩行時の骨盤回旋と股関節外旋との同調が不適切である場合に生じる．この同調が十分でない結果，踵接地位置が外方となる．外反母趾症例の場合，この踵接地位置外方化による体幹偏位不足の補償を足部外反移行位で行うため，母趾側縁に過負荷がかかり疼痛を生じさせることとなる．
　立脚中期に母趾周辺の痛みを訴える症例の立位形態を見ると，
・頭部の患肢側偏位不足
・肩部の患肢側拳上位の不足
・体幹の患肢対側偏位不足
・骨盤患肢側の拳上位の不足
・両足部外反過剰
で全体として正面立位形態を呈していることが多い

【対　応】
　　手技1：背臥位．患肢側の胸骨剣状突起部位の高さで第10肋骨を母指と示指とで挟み込むようにして外側方向に加圧し，体幹上端の前方移行位を得る．次に内側方向に加圧し，体幹上端の後方移行位を得る．この工程を繰り返し，外側方向への移行で終了とする．これにより，患肢側股関節外旋可動域を確保し，歩行遊脚期の骨盤前方回旋と股関節外旋を同調させ，足部内反形態での踵接地を促し母趾内反を図る．
　　手技2：患肢対側前腕回外位において術者母指で小指球の加圧を繰り返す．これにより患肢対側肩部を前方回旋させることができ，結果的に患肢側

骨盤の前方回旋と股関節外旋との同調を得ることで母趾内反を図る.

手技3: 外反母趾痛は踵接地位置の不適切で起こると考えられることから体幹の患肢側への回旋と患肢側股関節外旋,対側足部内反可動域を確保してからインソールで対応する.

両足底に対して,楔立方関節の可動性を高めるため第3・4趾中足骨頭間下に幅5 mm・長さ15 mm・厚さ2 mmの平面パットを挿入する.次に踵立方関節の可動性を高めるため,立方骨下に幅8 mm・長さ20 mm・厚さ2〜3 mmの平面パットを挿入する(**図42**).これにより立位時に脛骨外捻側前足部を内反移行位に,脛骨内捻側前足部を外反移行位に構成して自然立位形態を構築する.また,歩行において上部体幹と下部体幹の回旋方向が交差し,体幹の捻りによる歩行を行うことが可能となり下肢運動との形態連鎖を容易にさせることで外反母趾痛の軽減を図る.

さらに患肢対側踵部の外側に高さ2〜3 mm・幅5 mm角程度のパットを挿入し,患肢対側骨盤を後方回旋させて患肢側骨盤前方回旋を誘発する.これにより患肢側の踵接地位置を内方に誘導することができ,外反母趾痛を軽減できる.

PT 人工関節置換術後例

1 人工股関節置換術後

理学療法士の役割は人工股関節置換術により修復された股関節機能を再建するのみでなく,立って,歩いて,座って,寝てなどの人間としての生活ができるように身体機能を再構築することである.また,人工股関節置換術後において生活動作能力はもちろんのこと歩容の改善は最大の問題として浮上してくる.跛行は軽度であっても社会的な障害として患者の心の中に存在しており,疼痛が解消した時点で最大の関心事となる.

1) ポジショニング

人工股関節置換術後は背臥位において股関節外転位の保持を要するため,術後背臥位形態は頭部術側偏位,肩部術側下降,体幹は非術側偏位および後方移行位,骨盤術側挙上,術側股関節外旋,術側・非術側とも足部内反位をとることが多い.その結果,頸部屈曲制限,体幹屈曲制限,肩関節屈曲・外転・外旋制限,股関節屈曲・内旋制限を生じ,起き上がり困難,下肢の支持性低下を引

き起こす．下肢は支持性低下の補償として股関節外旋，膝関節伸展，足部内反位をとる．

　術後のポジショニングとして，背臥位において対側胸郭中端（第7〜8肋骨位）に皮膚をわずかに加圧する程度の厚さのパットを挿入し，体幹を患肢対側に偏位させ，股関節内転しやすい形態を構成する．さらに術側胸郭上端（第5〜6肋骨位）下に皮膚をわずかに加圧する程度の厚さのパットを挿入し，体幹患肢側の下端を後方移行位とし，股関節中間位形態を構成する．患肢股関節外転保持解除までの期間は，股関節外転拘縮を予防するとともに臥位でありながらも立位形態を構築する．

2) 関節可動域および関節運動の確保

　半円形のカップとステムに連結されている骨頭で構成される人工股関節の構造的な制約内で最大限関節可動域を確保する．

3) 股関節可動域の確保

・屈曲制限に対して→体幹の患肢対側偏位および後方移行位を構築させながら，足背を支えて他動運動もしくは自動運動を施行
・伸展制限に対して→体幹の患肢側偏位および前方移行位を構築させながら，足底を支えて他動運動もしくは自動運動を施行
・外転制限に対して→体幹の患肢側偏位および前方移行位を構築させながら，足背を支えて他動運動もしくは自動運動を施行
・内転制限に対して→体幹の患肢対側偏位と後方移行位を構築させながら，足底を支えて他動運動もしくは自動運動を施行
・外旋制限に対して→体幹の患肢側偏位と後方回旋移行位を構築させながら，足背を支えて他動運動もしくは自動運動を施行
・内旋制限に対して→体幹の患肢対側偏位と前方回旋移行位を構築させながら，足底を支えて他動運動もしくは自動運動を施行

【対　応】
　手技1：対側足部内反の抵抗運動を繰り返して対側下肢の支持性強化，体幹の術側移行位を構成し術側下肢の支持性を高めた立位形態を構築する．
　手技2：術側骨盤挙上に対して術側踵部に補高インソールを挿入する．踵補高パットの高さの設定は，術側への頭部偏位（鼻梁からの垂線と両胸鎖関節中央からの垂線との距離）3〜5mmとなるように設定する．
　手技3：患肢対側足部アーチ内側舟状骨下に皮膚接触程度の高さで幅2cm程度の楔状パットをアーチ端まで挿入する．さらに立方骨下に1mm程

度の平面パットを挿入する．これにより立位時に患肢対側足部を外反移行位させ患肢側骨盤の後方回旋を促し患肢側の踵接地位置を外側に誘導する．

4）跛行の改善

　股関節置換術後に起こる跛行は形態的にみれば立脚中期における体幹の傾きに集約される．その原因は，患肢側振り出し時に支持脚側から振り出し側に偏位する体幹の移行が速すぎるか遅れるかのどちらかである．

　臼蓋形成不全を前駆症状として大腿骨骨頭の形態変化により引き起こされる変形性股関節症は，人工関節置換術施行までに多くの時間を経ており，その間の疼痛逃避，あるいは下肢支持性保持のために跛行を構築してきている．そのため人工股関節置換により疼痛が改善されても跛行が持続されていることが多い．

【対　応】
　手技1：背臥位．術者の一側手掌で患肢側胸郭第10肋骨部を手掌で支えるように保持，第2〜4指のDIP・PIP関節を屈曲して第10肋骨中間部（肋軟骨部）を外側に引くように加圧し，体幹の患肢側偏位を得る．続いて，他側第2指で胸骨下端を加圧，次に第5指で胸骨上端を加圧する．これら3種の加圧をこの順序で繰り返し，胸骨上端の加圧で終了とする．これにより体幹を前方移行位とし体幹と患肢側下肢との立脚中期形態を構築する．
　手技2：背臥位もしくは座位．患肢対側足部内反の抵抗運動を繰り返し，対側下肢の支持性強化，体幹の術側偏位を構成し術側下肢の支持性を高めて立位形態を構築する．
　手技3：患肢側前腕回内位で第1指と第2指とでピンチを行う．これにより患肢側振り出し時の体幹の支持脚側から振り出し側への移行のタイミングを習熟させる．
　手技4：患肢対側足部内反位よりさらに内反位で患肢側振り出しを行っている場合，患肢対側足部アーチ内側の舟状骨下に皮膚接触程度の高さで幅2 cm程度の楔状パットをアーチ端まで挿入する．さらに立方骨下に1 mm程度の平面パットを挿入する．これにより立位時に患肢対側足部を外反移行位とし患肢側骨盤後方回旋を促し患肢側の踵接地位置を外側に誘導する．
　手技5：両足底に対して，楔立方関節の可動性を高めるため第3・4趾中足骨頭間下に幅5 mm・長さ15 mm・厚さ2 mmの平面パットを挿入する．次に踵立方関節の可動性を高めるため，立方骨下に幅8 mm・長さ20 mm・厚さ2〜3 mmの平面パットを挿入する（図42）．これに

より立位時に脛骨外捻側の前足部を内反移行位，脛骨内捻側の前足部の外反移行位を構成して自然立位形態を構築する．また，歩行において上部体幹と下部体幹の回旋方向が交差し，体幹の捻りによる歩行を行うことが可能となり歩行の安定性が高まる．

補足：最近の傾向として高齢者の人工股関節置換例が増加している．そのため変形性膝関節症を併発していることも多く，歩行機能構築に際しては体幹不安定性とともに膝関節機能を考慮する必要がある．

2 人工膝関節置換術後

人工膝関節置換術後に対する理学療法の問題点は，加齢に伴う形態変化が大きいことである．体幹を固定する機能の低下から立位バランスが低下しているうえに，下肢の支持機能も低下しており，立位形態は頭部前方移行位，体幹後方移行位，股関節屈曲・外旋位，膝関節屈曲位，足部外反位を構成している．術後もこの形態で維持されることが多い．そのため人工膝関節置換術後の理学療法は関節可動域改善と下肢支持機能の獲得だけにとどまらず体幹機能の改善にも留意する必要がある．

1) ポジショニング

術後臥位は頭部の術側偏位過剰，体幹の術側対側への偏位過剰，骨盤の術側挙上過剰，足部の術側内反過剰，対側内反位をとりやすいため，結果として下肢伸展機構が働き患肢側膝関節屈曲運動が困難となる．また，筋ポンプ機能の低下から下肢に浮腫が起こる．そこで体幹の患肢対側部背側に畳んだタオルなどを挿入し，体幹の術側対側偏位から同側偏位に移行して臥位でありながら自然立位形態を構築する．

2) 体幹偏位可動域の確保

【対　応】
　手技：背臥位．術者の一側手掌で患肢側胸郭第10肋骨部を手掌で支えるように保持，第2～4指のDIP・PIP関節を屈曲して第10肋骨中間部（肋軟骨部）を外側に引くように加圧，体幹の患肢側偏位を得る．続いて，他側第2指で胸骨下端を加圧，次に第5指で胸骨上端を加圧する．これら3種の加圧をこの順序で繰り返し，胸骨上端の加圧で終了とする．

3) 頭部倒立振り子機能の確保
【対応】
手技：背臥位．胸骨下端，上端の順に加圧を繰り返し胸骨上端で終了とする．

4) 膝関節屈曲可動域の改善
屈曲可動域改善の場合，体幹の前方移行位からの形態連鎖が有利である．体幹前方移行位を促すには座位のほうが容易であるが，座位設定が困難な場合は背臥位で行う．

【対応】
手技1：背臥位．術者の一側手掌で患肢側胸郭第10肋骨部を手掌で支えるように保持，第2〜4指のDIP・PIP関節を屈曲して第10肋骨中間部（肋軟骨部）を外側に引くように加圧，体幹の患肢側偏位を得る．続いて，他側第2指で胸骨下端を加圧，次に第5指で胸骨上端を加圧する．これら3種の加圧をこの順序で繰り返し，胸骨上端の加圧で終了とし，体幹の患肢側偏位，前方移行位を構築する．その後足背を支えるように加圧しながら膝関節屈曲の他動運動または自動運動を施行．

手技2：座位．患肢側肘関節屈曲位，前腕回外位，母指外転位でさらに回外して体幹の患肢側偏位を促す．次に第1指と第2指でピンチを行わせて体幹前方移行位および体幹の患肢側偏位を構築する．この形態で膝関節屈曲を行うと自・他動運動とも疼痛も少なく容易に膝関節屈曲可動域が確保される．

5) 膝関節伸展可動域の改善
伸展可動域改善の場合，体幹の後方移行位からの形態連鎖が有利である．体幹後方移行位を促すには座位のほうが容易であるが，座位設定が困難な場合は背臥位で行う．

【対応】
手技1：背臥位．患肢側胸郭外側中端から内側に手掌で加圧して体幹対側偏位，次に第5指で胸骨上端を加圧し体幹の前方移行位を得る．続いて胸骨下端を加圧して体幹の後方移行位を得る．これら3種の加圧をこの順序で繰り返し，胸骨下端の加圧で終了とし，体幹の患肢対側偏位，体幹患肢側を後方移行位に構築する．その後，踵部を支えるように加圧しながら膝関節伸展の他動運動，または自動運動を施行．

手技2：座位．患肢側肘関節屈曲位，前腕回内・母指外転位でさらに回内して体幹の患肢対側偏位を促す．次に第1指と第2指でピンチを行わせ，

体幹後方移行位とし体幹対側偏位を構築する．この形態で膝関節伸展を行うと自・他動運動とも疼痛も少なく容易に膝関節伸展可動域が確保される．

補足：荷重痛のある術前は伸展制限が起きやすい下肢環境にあるが，術後は荷重痛が解消されるため体幹を支える機構として下肢伸展機構が優位になり膝関節屈曲可動域制限が起こりやすくなっている．そのため，術後膝関節可動域改善においては，まず屈曲可動域を確保してから伸展可動域を確保することが重要である．

6）立位および歩行機能の構築

人工膝関節置換術後症例の多くは，発症から手術までの期間が長く患肢側下肢に荷重をかけない形態で適応しているため立位構築が困難なケースが多い．そのために患側下肢に体幹を偏位させることができるかが歩行容姿改善の鍵になる．

術後の立位形態は，
・頭部→術側偏位，回旋
・肩部→術側下降，前方回旋
・体幹→術肢対側偏位
・骨盤→術側挙上，後方位
・股関節→術側屈曲位
・膝関節→術側屈曲位
・足部→両側内反位

であり，術側下肢の支持性低下を対側下肢で代償している形態になっているので，自然立位形態を指標にして立位形態を構築する．

7）下肢の支持機能の改善
【対　応】
手技1：術者の一側手掌で患肢側胸郭第10肋骨部を手掌で支えるように保持，第2〜4指のDIP・PIP関節を屈曲して第10肋骨中間部（肋軟骨部）を外側に引くように加圧，体幹の患肢側偏位を得る．続いて胸骨下端，上端の順に加圧し体幹前方移行位を促し，体幹と患肢側下肢との立脚中期形態を構築する．加えて患肢側足部内反の抵抗運動を繰り返し体幹の患肢側偏位のタイミングを習熟させ，同側下肢の支持性を高めて立脚中期形態を構築する．

手技2：背臥位もしくは座位．患肢対側足部も内反抵抗運動を繰り返し対側下肢の支持性強化，体幹術側移行位を構築して術側下肢の支持性を高めて立位形態を構築する．

手技3：両足底に対して，楔立方関節の可動性を高めるため第3・4趾中足骨頭間下に幅5 mm・長さ15 mm・厚さ2 mmの平面パットを挿入する（**図42**）．次に踵立方関節の可動性を高めるため，立方骨下に幅8 mm・長さ20 mm・厚さ2〜3 mmの平面パットを挿入する．これにより立位時に脛骨外捻側の前足部の内反移行位，脛骨内捻側の前足部の外反移行位を構成して自然立位形態を構築する．また，歩行において上部体幹と下部体幹の回旋方向が交差し，体幹の捻りによる歩行を行うことが可能となり歩行の安定性が高まる．

PT 中枢疾患例―片麻痺

　片麻痺は人間の特徴である直立二足立位形態の破綻により動作システムが作動困難になった状態である．片麻痺の治療は非麻痺側肢を軸に形態を構築し，最終的に非麻痺側肢と麻痺側肢で体幹を支える形態に再構築することであり，その結果麻痺側の機能を最大限に発揮させることができる．

1 ポジショニング

　片麻痺に対するポジショニングの目的は背臥位において自然立位姿勢を保持することである．片側上下肢の機能の低下は臥位において対側への過剰な体幹偏位を引き起こす．その結果，片麻痺特有の立位形態を呈し，麻痺側の筋緊張を高め自動および他動関節可動域制限を生じ，著しく動作機能を低下させる．

　そこで，背臥位にて非麻痺側の胸郭下にパットを挿入することにより，体幹の非麻痺側偏位過剰を麻痺側に移行させ自然立位形態を構築する．

2 関節可動域の確保および拡大

　片麻痺の関節可動域の確保および拡大について，関節ごとの形態構築アプローチを以下に記す．

(1) 肩関節
・屈曲→体幹を患肢側偏位および前方移行位に構築させながら患側の手背を支えて他動運動もしくは自動運動を施行
・伸展→体幹を患肢対側偏位および後方移行位に構築させながら患側の手を支えて他動運動もしくは自動運動を施行
・外転→体幹を患肢側偏位および前方移行位に構築させながら患側の手背を支えて他動運動もしくは自動運動を施行

・内転→体幹を患肢対側偏位および後方移行位に構築させながら患側の手掌を支えて他動運動もしくは自動運動を施行
・外旋→剣状突起部で外側偏位および体幹上端を前方移行位に構築させながら患側の手背を支えて他動運動もしくは自動運動を施行
・内旋→剣状突起部で対側偏位および体幹上端を後方移行位に構築させながら患側の手掌を支えて他動運動もしくは自動運動を施行

(2) 肘関節
・屈曲→体幹を後方移行位に構築させながら手掌を支えて，他動運動もしくは自動運動を施行
・伸展→体幹を前方移行位に構築させながら手背を支えて，他動運動もしくは自動運動を施行
・前腕回内→体幹を患肢対側偏位および後方移行位に構築させながら手掌を支えて，他動運動もしくは自動運動を施行
・前腕回外→体幹を患肢側偏位および前方移行位に構築させながら手背を支えて，他動運動もしくは自動運動を施行

(3) 手関節
・背屈→体幹を前方移行位に構築させながら手背を支えて，他動運動もしくは自動運動を施行
・掌屈→体幹を後方移行位に構築させながら手掌を支えて，他動運動もしくは自動運動を施行

(4) 指関節
・屈曲→体幹を後方移行位に構築させながら手背を支えて，他動運動もしくは自動運動を施行
・伸展→体幹を前方移行位に構築させながら手掌を支えて，他動運動もしくは自動運動を施行

(5) 股関節
・屈曲→体幹を非麻痺側偏位および後方移行位に構築させながら足背を支えて，他動運動もしくは自動運動を施行
・伸展→体幹を麻痺側偏位および前方移行位に構築させながら足底を支えて，他動運動もしくは自動運動を施行
・外転→体幹を麻痺側偏位および前方移行位に構築させながら足背を支えて，

他動運動もしくは自動運動を施行
- 内転→体幹を非麻痺側偏位および後方移行位に構築させながら足底を支えて，他動運動もしくは自動運動を施行
- 外旋→体幹を麻痺側偏位および下端前方回旋位に構築させながら足背を支えて，他動運動もしくは自動運動を施行
- 内旋→体幹を非麻痺側偏位，下端後方回旋位に構築させながら足底を支えて，他動運動もしくは自動運動を施行

(6) 膝関節
- 屈曲→体幹を前方移行位に構築させながら足背を支えて，他動運動もしくは自動運動を施行
- 伸展→体幹を後方移行位に構築させながら足底を支えて，他動運動もしくは自動運動を施行

(7) 足関節
- 背屈→体幹を前方移行位に構築させながら足背を支えて，他動運動もしくは自動運動を施行
- 底屈→体幹を後方移行位に構築させながら足底を支えて，他動運動もしくは自動運動を施行
- 内反→体幹を麻痺側偏位に構築させながら足底を支えて，他動運動もしくは自動運動を施行
- 外反→体幹を非麻痺側偏位に構築させながら足背を支えて，他動運動もしくは自動運動を施行

(8) 体幹
- 屈曲→体幹を前方移行位に構築させながら，他動運動もしくは自動運動を施行
- 伸展→体幹を後方移行位に構築させながら，他動運動もしくは自動運動を施行
- 回旋→体幹を非麻痺側偏位させながら，他動運動もしくは自動運動を施行

(9) 頭部
- 屈曲→体幹を後方移行位に構築させながら，他動運動もしくは自動運動を施行
- 伸展→体幹を前方移行位に構築させながら，他動運動もしくは自動運動を施行
- 回旋→体幹を非麻痺側偏位させながら，他動運動もしくは自動運動を施行

3 寝返り動作の構築

　片麻痺を呈した症例では非麻痺側への寝返りが主として行われる．片麻痺症例は麻痺側を非麻痺側で支えるような形態で背臥位を構築し，この肢位で立位も構築するため，各部位のアライメントは頭部は麻痺側偏位過剰，肩部は下降後方回旋，肘関節屈曲，前腕回内，体幹は麻痺側対側偏位過剰，骨盤挙上，股関節屈曲・外旋，足関節底屈・内反位となる．

　寝返り動作は寝返り側に偏位している体幹を対側に一度偏位させてから再び寝返り側へ偏位することにより遂行される動作である．そのため，麻痺側への体幹偏位が困難な片麻痺症例において，非麻痺側への寝返り動作がたいへん難しい動作であることを認識する必要がある．

　寝返り動作の確保にはまず動作に必要な関節の可動域の確保と力源である筋力の確保が必要であるが，動作システムの構築がより重要と考える．寝返り動作は自然立位形態を構成する基礎になることから，立位，歩行確保のための基礎トレーニングとしても考えられる．

【対　応】
　　手技1：背臥位．術者の一側手掌で非麻痺側胸郭第10肋骨部を手掌で支えるように保持，第2～4指のDIP・PIP関節を屈曲して第10肋骨中間部（肋軟骨部）を外側に引くように加圧，体幹の非麻痺側偏位を得る．続いて胸骨下端を第2指で加圧して体幹麻痺側を後方移行位に，第5指で胸骨上端を加圧し体幹麻痺側の前方移行位を得る．これら3種の加圧をこの順序で繰り返し，胸骨上端の加圧で終了とし，下肢の支持機構を確保することで寝返り動作の身体軸機能を確保する．非麻痺側前腕を回内位に保持し，手掌を寝返り側床面に前腕回内位で支え体幹の寝返り側対側偏位を促し，頭部を回旋屈曲しながら寝返り動作を遂行．
　　手技2：非麻痺側手掌で麻痺側頬部を加圧させ，頭部を麻痺側回旋位へ移行させることで体幹の寝返り側偏位を促す．次に頬部を加圧していた手掌を寝返り側床面に前腕回内位で支え，体幹を寝返り側対側に偏位させ，頭部を回旋屈曲しながら寝返り動作を遂行．

寝返り動作介助方法

　背臥位にて非麻痺側前腕回内位で体幹側面で床面を支えさせて，非麻痺側胸郭を外側より加圧し体幹対側偏位を促す．寝返り動作開始と同時に加圧終了して体幹寝返り側へ誘導する．

　または，術者が麻痺側頬部を加圧し頭部を麻痺側回旋位へ移行させ，体幹の

寝返り側への偏位を促す．加圧解除で体幹の麻痺側の偏位を一度構築し，その後寝返り側への体幹偏位を誘導する．

4 起き上がり動作の構築

　片麻痺症例の大まかな起き上がり動作パターンは，まず臥位より体幹を非麻痺側へ屈曲させながら回旋し，次に体幹を麻痺側へ回旋させながら伸展させ最終的に頭部と体幹を直立させることで完了する．この動作パターンで遂行するには，頭部の非麻痺側回旋と前屈，体幹屈曲と回旋，頭部伸展，体幹伸展の順に身体各部を連動させなければならない．そのため，起き上がり動作の獲得には身体の推進機構として機能している頭部の制御が重要な因子になるので体幹・四肢関節の屈曲可動域の確保とともに頭部の可動域確保が重要となる．

【対　応】
手技1：背臥位．術者第5指で胸骨下端を加圧して体幹の後方移行位を促し，続いて第2指で胸骨上端を加圧して体幹の前方移行位を促す．これらを繰り返して胸骨上端で終了とし，頭部の倒立振り子機能を構築し前方推進機能を確保する．
手技2：左足部を外返しから内返しに，右足部を内返しから外返しに他動的に繰り返し動かして体幹中心線を自然立位形態の位置に補正して背部筋の過緊張を緩和する．
手技3：左右交互に視覚を遮断して体幹の偏位を左右交互に誘発し，一側の過剰な筋緊張を軽減する．
手技4：患肢側胸骨を剣状突起部位の高さで第10肋骨を母指と示指とで挟み込むようにして外側方向に加圧し，体幹上端の前方移行位を得る．次に内側方向に加圧し，体幹上端の後方移行位を得る．この工程を繰り返し，外側方向への偏位で終了とする．これにより，まず患肢側股関節外旋可動域の改善を得る．続いて，両膝を立てた背臥位から股関節外旋，内旋を交互に行うことで腰背部の筋緊張を軽減するとともに体幹回旋機能を高める．

5 端座位からの立ち上がり動作の構築

　座位からの立ち上がりは一見簡単なように思えるが，片麻痺症例において支持基底面から重心を外さずに体幹を引き起こすということは想像以上にたいへん難しいことと考えられる．身体機能が十分な状態では片足でも立ち上がることができるが，片麻痺を呈した状態では，まず立ち上がる以前に構えの構築が必要となる．

1) 立ち上がり動作の構え

片麻痺の症例の構えを見ると，以下のようになっていることが多い．
- 頭部の非麻痺側偏位，回旋位
- 肩部の非麻痺側前方回旋
- 体幹の麻痺側偏位
- 骨盤の麻痺側前方回旋
- 足部の非麻痺側外反移行位，麻痺側内反移行位

2) 立ち上がりの構えの構築方法

(1) 体幹の麻痺側偏位の構築のために

【対 応】
- 手技1：背臥位．術者の一側手掌で麻痺側胸郭第10肋骨部を手掌で支えるように保持，第2～4指のDIP・PIP関節を屈曲して第10肋骨中間部（肋軟骨部）を外側に引くように加圧，体幹の麻痺側偏位を得る．続いて，他側第2指で胸骨下端を加圧，次に第5指で胸骨上端を加圧する．これら3種の加圧をこの順序で繰り返し，胸骨上端の加圧で終了とする．これにより体幹の前方移行位を構築し，下肢支持機構を高め，体幹の麻痺側偏位と前方移行位を構築する．
- 手技2：頭部の非麻痺側への回旋抵抗運動を繰り返し行い，体幹の麻痺側偏位を促す．

(2) 非麻痺側下肢の支持機構の構築のために

【対 応】
- 手技1：背臥位または座位．非麻痺側足部で内反抵抗運動を繰り返し，非麻痺側下肢支持性を確保することにより体幹の麻痺側偏位を促し，非麻痺側下肢と麻痺側下肢両側で体幹の支持機能を構築する．
- 手技2：立位時に麻痺側踵部が床面に十分接触していなければ麻痺側踵部を補高．

(3) 骨盤の非麻痺側前方回旋位の構築のために

【対 応】
- 手技1：座位．麻痺側肩甲骨内縁より外方に加圧することで非麻痺側骨盤の前方回旋移行位を促す．これにより立ち上がり時の非麻痺側下肢の伸展共同運動誘発肢位を構築する．
- 手技2：非麻痺側足部のアーチ内側の舟状骨下に皮膚接触程度の高さで幅2cm程度の楔状パットをアーチ端まで挿入，加えて立方骨下に1mm程度の平面パットを挿入し，立位時の非麻痺側足部外反移行位を構築する．

（4）端座位からの立ち上がり形態連鎖の誘導

　頭部を麻痺側回旋位に促すため，非麻痺側手掌で麻痺側頬部を押しながら頭部を正面位に保持させる．次に麻痺側頬部を押さえた手掌を離し，間髪いれずに立ち上がり動作を開始する．

6 立位形態の構築

　直立二足立位はヒトの基本的な形態である．この基本形態をベースにヒトは歩行している．そのため歩行動作の獲得には正しい立位を構築することが不可欠であり，立位形態を問わず立てたら即歩行動作訓練を行うことは，結果として立位形態維持のための代償が大きくなり，新たな形態破綻を生じ歩行動作が阻害される可能性が大きくなる．

1）頭部の前方位または屈曲過剰

【対　応】
手技1：胸骨下端，胸骨上端の順に加圧を繰り返して胸骨上端で終了とし，体幹の前方移行位を構築する．
手技2：非麻痺側足部の内反抵抗運動を繰り返し，体幹の非麻痺側偏位を促す．
手技3：非麻痺側足部のアーチ内側舟状骨下に皮膚接触程度の高さで幅2cm程度の楔状パットをアーチ端まで挿入，加えて立方骨下に1mm程度の平面パットを挿入し，立位時に非麻痺側足部の外反移行位を構築，麻痺側踵部に補高する．

2）麻痺側肩部の挙上および後方回旋の過剰

【対　応】
手技1：非麻痺側足部の内反抵抗運動を繰り返して体幹を非麻痺側に偏位させる．
手技2：非麻痺側足部のアーチ内側舟状骨下の足底に皮膚接触程度の高さで幅2cm程度の楔状パットをアーチ端まで挿入，立方骨下に1mm程度の平面パットを挿入，立位時の足底外反移行位を構築，麻痺側踵部に補高する．

3）体幹の屈曲

【対　応】
手技1：胸骨下端，胸骨上端の順に加圧を繰り返して胸骨上端で終了とし，体幹の前方移行位を構築する．両側肘関節屈曲・前腕回外位で母指を外

転し，この肢位からさらに回外を繰り返し，体幹の前方移行位を構築する．非麻痺側足関節に内反抵抗運動を繰り返し体幹の麻痺側偏位を促す．

手技2：非麻痺側足部のアーチ内側舟状骨下の足底に皮膚に接触する程度の高さで幅2cm程度の楔状パットをアーチ端まで挿入，立方骨下に1mm程度の平面パットを挿入，立位時の足底外反移行位を構築，麻痺側踵部を補高．両前足部パット（0.5〜3mm）を挿入し体幹の前方移行位を構築する．

4）麻痺側骨盤の挙上・後方回旋過剰
【対　応】

手技1：背臥位．術者の一側手掌で麻痺側胸郭第10肋骨部を手掌で支えるように保持，第2〜4指のDIP・PIP関節を屈曲して第10肋骨中間部（肋軟骨部）を外側に引くように加圧，体幹の麻痺側偏位を確保．続いて，他側第2指で胸骨下端を加圧，次に第5指で胸骨上端を加圧する．これら3種の加圧をこの順序で繰り返し，胸骨上端の加圧で終了とする．これにより下肢支持機構を高め，体幹の麻痺側偏位および前方移行位を構築する．両側肘関節屈曲・前腕回外位で母指を外転し，さらに回外を繰り返して体幹の前方移行位を構築，非麻痺側足部の内反抵抗運動を繰り返して体幹の麻痺側偏位を促す．

手技2：非麻痺側足部のアーチ内側舟状骨下足底に皮膚接触程度の高さで幅2cm程度の楔状パットをアーチ端まで挿入，立方骨下に1mm程度の平面パットを挿入，立位時に足底外反移行位を構築，麻痺側踵部を補高．骨盤挙上を補正する．

5）麻痺側下肢の屈曲
【対　応】

手技1：背臥位．術者の一側手掌で麻痺側胸郭第10肋骨部を手掌で支えるように保持，第2〜4指のDIP・PIP関節を屈曲して第10肋骨中間部（肋軟骨部）を外側に引くように加圧，体幹の麻痺側偏位を得る．続いて，他側第2指で胸骨下端を加圧，次に第5指で胸骨上端を加圧する．これら3種の加圧をこの順序で繰り返し，胸骨上端の加圧で終了とする．加えて，麻痺側下肢を尾側方向（仮想床面）に押し付けさせる．非麻痺側足部の内反抵抗運動を繰り返して体幹の麻痺側偏位を促す．

手技2：非麻痺側の足部アーチ内側舟状骨下の足底に皮膚に接触する程度の高さで幅2cmほどの楔状パットをアーチ端まで挿入，立方骨下に1mm程度の平面パットを挿入，立位時に足底外反移行位を構築する．

6）麻痺側足部内反過剰

【対　応】

手技1：麻痺側第10肋骨中間部（肋軟骨部）を手指第2〜4指のDIP・PIP関節を屈曲するようにして外方へ加圧し体幹の麻痺側偏位を得る．続いて，胸骨下端，胸骨上端の順に加圧を繰り返し胸骨上端で終了とし，体幹の麻痺側偏位および前方移行位を構築する．非麻痺側足部の内反抵抗運動を繰り返して体幹の麻痺側偏位を促す．

手技2：非麻痺側足部のアーチ内側舟状骨下の足底に皮膚に接触する程度の高さで幅2cmほどの楔状パットをアーチ端まで挿入，立方骨下に1mm程度の平面パットを挿入，立位時に足底外反移行位を構築する．麻痺側踵部を補高．

7 歩行動作の構築

片麻痺症例の歩行困難は自立生活を著しく困難にする．麻痺側振り出し困難の原因は麻痺による運動機能の低下もさることながら，もう一本の脚である非麻痺側の支持機能の不備が原因であることが多い．麻痺側肢と非麻痺側肢とで下肢機能が構成されていることを念頭に置いて対応しなければならない．

1）麻痺側肢の支持機構の確保

【対　応】

手　技：背臥位．術者は麻痺側に位置して麻痺側第10肋骨中間部（肋軟骨部）を術者第2〜4指のDIP・PIP関節を屈曲して外側に加圧する．これにより体幹の麻痺側偏位を促す．続いて第2指で胸骨下端を加圧し体幹を後方移行位，次に麻痺側第11肋骨尖端を加圧して下部体幹の前方移行位を促す．これらを繰り返して麻痺側下肢の支持機構を構築する．

2）非麻痺側肢の支持機構の確保

【対　応】

手技1：背臥位．片麻痺症例は背臥位，座位，立位，どの肢位においても体幹が非麻痺側に偏位しているので，術者は非麻痺側に位置して胸郭中端を手掌で麻痺側方向に加圧して麻痺側に移行させる必要がある．麻痺側に体幹を移行させるのと同期して胸骨下端を加圧し体幹を後方移行位へ，続いて胸骨上端を加圧して体幹の前方移行位を促す．これらの操作に加えて非麻痺側股関節伸展，膝関節伸展，足関節背屈を同時に行わせることを繰り返して非麻痺側下肢の支持機能を強化する．

手技2：自主トレとして，非麻痺側の前腕を回内して第1指と第2指とでピンチを行わせ，同時に非麻痺側股関節伸展，膝関節伸展，足関節背屈を

繰り返し行うことは非麻痺側下肢の支持機能を強化するために有効な方法である．

3） 麻痺側下肢の振り出し機能の確保

片麻痺症例の立位形態は，麻痺側下肢が支持機能低下のため骨盤挙上位であり，非麻痺側足部は内反過剰位で構成されている．そのため麻痺側振り出し時の骨盤の前方回旋が著しく困難になる．また麻痺側肢の骨盤挙上位は機能的な脚長短縮を生じる．その補償として下肢伸展機構が促通され足関節底屈を呈し，その結果，下肢振り出し機能が阻害される．

【対 応】
　手技1：立位時における麻痺側への体幹偏位に対しては，非麻痺側足部の外反位から内反位への移行が必要である．そのため，座位または背臥位にて非麻痺側足部の内反抵抗運動を繰り返す．これにより体幹を麻痺側偏位させ非麻痺側下肢の支持機構も構築する．
　手技2：立位時の足底外反移行位と麻痺側振り出し時の非麻痺側足部内反を得るために，非麻痺側足部のアーチ内側舟状骨下に皮膚に接触する程度の高さで幅2cmほどの楔状パットをアーチ端まで挿入，加えて立方骨下に1mm程度の平面パットを挿入する．これにより，非麻対側足部外反位から内反位への移行が得られる．
　手技3：両足底に対して，楔立方関節の可動性を高めるため第3・4趾中足骨頭間下に幅5mm・長さ15mm・厚さ2mmの平面パットを挿入する．次に踵立方関節の可動性を高めるため，立方骨下に幅8mm・長さ20mm・厚さ2〜3mmの平面パットを挿入する（**図42**）．これにより立位時に脛骨外捻側の前足部を内反移行位，脛骨内捻側の前足部を外反移行位に構成して自然立位形態を構築する．また，歩行において上部体幹と下部体幹の回旋方向が交差し，体幹の捻りによる歩行を行うことが可能となり歩行の安定性が高まる．
　手技4：麻痺側骨盤挙上高を勘案して踵部に補高を加える．これにより下肢伸展機構を緩和すると同時に股関節屈曲位での踵部接地形態が構成される．また，踵離床期に体幹の前方移行位，膝関節屈曲，足関節背屈の運動連鎖が得られる．

形態構築アプローチは，破綻した形態を再構築することで関節可動域の改善および立位支持機能の再獲得を図り，動作システムの再構築により動作機能を再建する方法である．ゆえに骨・関節に起因する疾患でも中枢神経に起因する疾患に対しても，形態の破綻の理由はそれぞれ異なるものの形態破綻を再構築し機能を改善させるという目的においては原因疾患そのものは操作を決める要

因とはならない．つまり，問題となっている形態が同様のものであれば疾患にかかわらず基本的には同操作で対応する．

　本来障害に対応する理学療法技術が疾病に対応する方法として認識され行われているが，理学療法技術の対象は運動機能障害であって，疾患名はその理由に過ぎない．関節可動域制限，動作機能低下であって，これらの原因が関節に対する外傷であっても関節障害であっても対応方法は大差ないはずであるのに片麻痺の理学療法，肩関節周囲炎の理学療法，人工股関節置換術後，または膝関節の理学療法などに分類されている．

　たしかにそれぞれの疾病には特有の問題点がありリスク管理は一様でないので，それぞれの疾病に対しての十分な知識と背景に対する知識は必要であるが，動作機能を改善させる目的においてはそれぞれの疾患特有の理学療法があるわけでもないと考えている．

　本稿は，現在対応している疾患にまず応用してみる機会として症状，疾患を挙げて臨床応用例として形態構築アプローチによる理学療法の展開を表示した．試みて結果を確認し，その方法と理論を理解して理学療法技術の幅を広げていってほしいと願っている．

第2章

臥薪嘗胆

私の歩み

臥薪嘗胆：目的のために苦労を重ねること

昔の中国からきた言葉．「ある王は薪の上に臥せて，またある王は熊の苦い胆をなめて復讐心を忘れず，ついに仇をとった」という．

転機はチャンス

　私たちの先祖は環境の変化に対応して進化し，現在の機能を獲得してきたと言われています．環境を変えてみることで自分自身気がつかなかった自分の能力を見つけ出せるのではないかと考えています．訪れた転機は自分自身を発展させるチャンスだと思うことで筆者自身は生きてきました．

　昭和33年にマッサージ師として，昭和41年からは理学療法士として理学療法を業として55年，瞬く間に過ぎた感がありますが，当時若者だった筆者が翁に変わっているのを見れば長い時間が過ぎたのでしょう．マッサージ師として7年，理学療法士として48年間，常に明日を見つめて生き，過ぎ去った日々を思うのは臨終の間際にしようと思っていたので筆は重いのですが，日本における理学療法士誕生の時代に居合わせた者として，理学療法士の生き様を語ることでこれから長い年月，理学療法士として携わる方々の参考になればと筆を取りました．

マッサージ師から理学療法士になるまで

　よく聞かれることですが，「どうして理学療法士になったのか」と言われても偶然と答えるしかないようです．昭和30年12月23日，大学3年生のときに交通事故で右膝蓋骨，右大腿骨外側顆，右脛骨外果を骨折したことがきっかけだと言えるでしょう．もし，このとき交通事故で受傷しなかったらどんな人生だったのか．理学療法士を業としていなかったかもしれませんし，理学療法士になっていて今頃「理学療法士になる運命だった」とつぶやいていたかもしれません．

　「少年よ大志を抱け」とは，札幌農学校を去るにあたりウィリアム・スミス・クラーク博士（1826-1886）が学生たちに残した言葉ですが，筆者は大志などと無縁の生活を送っていました．昭和25年，それまで小学校6年間，高等小学校2年間，中学校5年間，大学予科2年間，大学4年間だった学校制度が現在の小学校6年間，中学校3年間，高等学校3年間，大学4年間制に変わった時代

の新制度の中学を卒業したものの，将来どうするのかなど考えたこともなく，多くの級友が就職していくのを見ながら進学か就職か迷っていたとき，紅陵大学正明高等学校という3年制の普通高等学校の中に5年制の鍼灸マッサージ科がある変則高校があることを知り，父が鍼灸マッサージを業としていたので「家業を継いでもいいかな」と安易な気持ちで入学したものでした．

　入学した高校は鍼灸マッサージ師の養成学校でもあり普通高校でもあったため，3年間の在学でマッサージ師の資格と高校卒業資格も取得でき，さらに2年の在学で鍼灸師資格を取得できる仕組みの学校でした．昭和28年，高校3年を終了し鍼灸科コースに在学するか，大学に進学するか選択に迷った末，弁護士を夢見て拓殖大学政経学部政治学科に進学しました．

　そして大学3年生のとき，前述した交通事故に遭い骨折したのでした．3週間のギプス固定を除去したときには頑固な膝関節伸展拘縮が出現していました．マッサージ師により後療法が開始されましたが，今思えば若かったのでしょう．反骨精神が頭をもたげマッサージ師の治療に納得がいかず拒否して退院し，約1年半の間，独自にトレーニングしたものでした．

　当時の拘縮に対する治療は患部を温めることと，矯正という言葉で表現される力に頼った他動運動が主流でした．曲がらない膝をひたすら曲げる，曲げるときの痛みはまさに拷問でした．もし何かを白状すれば痛みから解放されるとしたら，ためらいなく白状していたでしょう．

　毎日どこというあてもなく自転車のペダルに足を乗せて膝を屈伸させながら1時間走らせ，また1時間かけて帰り，膝の動きをいくぶん滑らかにした状態で椅子の脚に下腿を固定し，体重をかけて曲げることを6カ月ほど続けているうちに膝立ち位から体重をかけて曲げられるようになりました．しかし，膝を曲げるときの痛みは変わらず，痛みに耐えていると貧血を起こし意識が遠のくのを機に中止するという日々を送っていました．膝を曲げる痛みは最後まで同じで，日常の生活に支障がなくなった膝関節屈曲約130°ほどで，膝を曲げることをその苦痛からあきらめたのでした．

　昭和32年3月，大学を卒業したものの当時も時期を逸した大学生にはなかなか良い就職先が見つからなかったこともあり，身をもって経験した後療法に興味を持ち，昭和33年，中西弥太郎先生（三井記念病院）のつてで，マッサージ師として東京女子医科大学病院物理療法室に就職させていただいたのが理学療法に仕事としてかかわった始まりでした．人生とはおもしろいものです，5年間の回り道をして振り出しに戻ったのですから．当時は江原定吉先生，寺内正先生が在職しておられ3人目のマッサージ師として就職したのでした．

　当時の理学療法部門は後療法という観念で構成されており，マッサージ師を

主体とした部門で整形外科に所属し物理療法部と呼称されていました．電気，温熱，水治療法および牽引療法の機器が整備され治療台も数多く設置されており，現在のリハビリテーション室と比べて訓練室の広さは劣るものの，物理療法部門は関節機能を対象としていた治療部門であったため十分でした．

　当時対象としていた疾患の主なものは骨折後の関節拘縮，肩関節周囲炎，腰痛，膝痛，片麻痺などであり，現在のリハビリテーション部門では見ることはなくなった先天性筋性斜頸，先天性股関節脱臼，先天性内反足の患者は比較的多くいました．マッサージ師に要求された技術は，骨折後療法では，骨折箇所前後を二関節ギプス固定して派生した関節拘縮の機能再建のために行われた「徒手矯正」と呼ばれた他動運動でした．患肢を台に固定して力で可動域を広げつつ，再骨折させない，筋断裂させない，ぎりぎりのところまで屈曲，あるいは伸展するので関節構造，筋の起始停止・走行などの知識とともに他動運動技術が要求されました．先天性筋性斜頸では生後1カ月ぐらいから，先天性内反足では生後1週ぐらいから始めるので患部に対しての細心の注意と新生児の扱い方が要求されました．先天性股関節脱臼の後療法はギプスをカットして行うため，ギプスカットもマッサージ師の業務であり，ギプスカット後の拘縮予防のマッサージは問題ないのですが，新米マッサージ師にとってギプスカットは大変でした．股関節外転90°，外旋90°，膝関節屈曲90°固定でギプスを巻いてあるので前後2つに割って合わさるようにカットするのですが，ギプスカッターだけでは切れないため切り出し小刀を使わなければカットできず苦労したものでした．

　再骨折させないで徒手矯正ができるようになるまで，絶対に事故を起こさないで新生児を扱えるようになるまで，肌を傷つけないでギプスカットできるようになるまで，指導を受けながらできるようになるまで1年，時間をかければできるようになるまでさらに1年，うまくできるようになるには3年かかるというのが普通だったと記憶しています．以上のような整形外科疾患とともに内科疾患として片麻痺が対象でした．当時は再発のリスク回避のため長期安静が取られ長期臥床による身体機能低下，麻痺側肢関節拘縮が出現しており，ベットサイドでマッサージを行ってから，他動的に関節可動域確保，自動的な関節運動，起き上がり訓練，歩行訓練などマッサージ師が病室に出向いて施行していました．

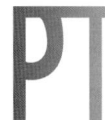

特例制度によって意識づいた技術の重要性

　昭和36年頃でしたか，病院におけるマッサージ師という仕事にも慣れた頃，アメリカでは予防，治療に次ぐ第3の医療としてリハビリテーションがあり，身体に障害がある人たちを再び社会に復帰させることができているという話を耳にしました．日本もリハビリテーションという概念を取り入れなければならないと厚生省が考え，身体の運動機能の障害を持つ人たちの機能回復のための治療ではマッサージ師の後療法という概念ではだめで，これからは理学療法士の時代だということでした．ただし，病院に勤務していて5年以上のマッサージ師の経験を有する者は厚生省が認定する団体が行う230時間の講習を受ければ，理学療法士・作業療法士養成校の学生の卒業を待って施行される国家試験の受験資格を特例にて与えるという特例制度ができました．そこで，日本病院マッサージ師協会が主催した講習会に毎週土日，6カ月間参加したものでした．たぶん若かったからできたのでしょう．事実，年配の方々の中には特例受験資格獲得を放棄した方もいました．

　リハビリテーションは予防，治療に次ぐ第3の医療として新たに登場し，医療分野における運動機能回復はマッサージ師から理学療法士へと役割を交代していきました．マッサージ師の必要性が希薄化した時流の中で，医療として理学療法に携わるならば理学療法士にならなければ職を失うしかなかったのですから，毎日業務が終わると受験勉強したものでした．マッサージ師は，医療分野において昨日まで存在の有用性を認められていたものが今日からは無用と認定されたようなもので，存在を否定されたトラウマがその後の筆者の理学療法士業務に，理学療法士でなければできない分野，すなわち技術を持つことの重要性を意識づけたと思っています．

　理学療法士が誕生して劇的に変化したのは，片麻痺の患者さんの多くが歩けるようになったことです．以前は多くの片麻痺の患者さんが歩けなかったのが，装具，杖を使用しているにせよ大部分の患者さんが歩けるようになりました．リハビリテーションという概念が医療における意識の変化と医学の進歩を促し早期離床を可能にしたため，理学療法士は患者さんを起立台で立たせて平行棒で歩かせることで，多くの片麻痺の患者さんが歩けるようになったのです．片麻痺の患者さんが早期から機能訓練が可能になったのは理学療法士のリスクに関する知識によるところが大きかったのだと思っています．反面，整形外科疾患では関節可動域改善が主でしたので，片麻痺患者さんのような変化は見られませんでした．

リハビリテーションという医療概念が導入されて，治療が訓練を主体とする機能訓練に変わり考え方も方法も変わりました．当時，多くの医療施設が部門表示を物理療法部から理学療法部と変え，室表示も機能訓練室，電気温熱療法室，水治療法室と変えていき時代が変わったことを感じさせられました．またリハビリテーションとして新たに書かれた教科書，参考書からは徒手矯正という手技はなくなり，用語もドイツ語から英語に変わりここでも時代が変わったことを意識させられたものでした．

昭和41年，第1回国家試験が施行されたとき，筆者も国家試験特例受験者として受験し，幸いにも合格しました．理学療法士免許を取得したものの，理学療法士がどのような業務なのか，マッサージ師から特例で理学療法士になった者たちはよく理解できなかったようです．筆者もその一人でした．

理学療法士はマッサージ師と比べれば格段の解剖，生理，病理，運動学的な医学的知識を習得していました．さらに電気，光線，温熱などの原理と人体の生理的な反応に対する知識を持っていましたので大したものだと思った記憶があります．しかし，患者さんに対応しているのを見ると，明治時代にヨーロッパから輸入したマッサージは関節可動域拡大，または確保や治療体操が含まれるため，私たちの目には，理学療法士は医学的知識によるリスク管理ができるマッサージを行わないマッサージ師と映りました．しかし現実はリラクセーション，ストレッチと称して衣服の上から揉んでいるのを見て，マッサージ師から理学療法士になった人たちは少々混乱したものでした．ならば理学療法士は理学療法士しかできないものを目指さなければ職業人としての誇りが持てなくなるのではないかと思いましたが，実際には理学療法士しかできないものとは何か見当もつかず，とりあえず筆者はマッサージは行わないことにしました．

当時は理学療法士の養成校も少ないうえに1学年20名定員制でしたから圧倒的に数が少なく，現在の感覚では想像もつかないでしょうが，多くの病院が三顧の礼で卒業生を迎えたものでした．昭和55，56年ぐらいまでは理学療法士の養成校の卒業生も少なかったものですから，多くの新卒理学療法士が臨床実習経験を頼りに一人だけで就職し，リハビリテーション部門を設立，管理，統括していました．現在の新卒理学療法士に同じことをやれと言われたらおそらく尻込みするでしょうが，当時は養成校を出ただけでエリートだったのです．明治時代の文明開化と同じで理学療法士養成校卒業生が最新の知識と技術を保有していたのです．

数年を経て多くの病院の理学療法部門に養成校の卒業生がぼつぼつと入職するようになり，理学療法士だけでなく作業療法士も参加し始めた頃，多くの病院からマッサージ師が退場していきました．そして理学療法士，作業療法士が

運動機能を改善する医療の表舞台に登場していきました．かつて，リハビリテーション黎明の旗手として颯爽と登場した理学療法士が，半世紀経た今，その面影が薄れて時代の変化をしみじみ感じます．

PT 決意の転職と新たな出会い

　昭和50年の年が明けて間もなくのことでした．当時，東京女子医科大学病院整形外科で助教授をしていらっしゃった大井淑雄先生から，「昭和大学が新しく病院を開設するからリハビリテーション部技師長として移動してみないか」と勧誘され，おもしろそうだと承諾しました．下見に東京都世田谷区にある烏山病院に出かけたらそれらしい建物はありません．狐につままれたような感じで，ではいったいどこにあるのかを大井淑雄先生に確認すると「横浜市青葉区藤が丘」だと仰いました．国鉄（現在のJR）大井町から田園都市線に乗り換えて藤が丘を目指しましたが，行けども行けども藤が丘駅には着かず，そのうちに沿線から人家がなくなり丘の間に畑が点在する風景に変わった頃，藤が丘駅に着き驚いたものでした．

　藤が丘駅の周りにはわずかに商店が並んでいましたが，周辺は遠くまで見渡せるほどの畑で，藤が丘病院は駅から徒歩2分足らずのところにありました．病院を訪れ，人事部長さんにお会いして待遇のことなど説明を受けたところ，給与は下がることに気づき「どうにかなりませんか」と相談すると，人事部長さん曰く「あなたは何年勤務する予定ですか．大学は勉強するところです．知識を積み技術の錬度を高めてさらなる場所に移動してください」と返事がありました．長年慣れ親しんだ職場からの移動には悩みました．新しい勤務地は神奈川県の東京都寄り，東京都の千葉県寄りの端に住居を構えていましたから，通勤は今までの倍の時間がかかります．加えて月給も下がる．しかし，部門新設に参加できる機会は二度とないような気がして夢膨らませて昭和50年4月，17年間勤めた東京女子医科大学病院を退職し，昭和大学藤が丘病院の開院に合わせて，東京女子医科大学病院での理学療法士スタッフの宝田扶美代（旧姓：田中）さん，倉石慶子（旧姓：星野）さんと共に転勤しました．

　初めて昭和大学藤が丘病院へ出勤したとき，医師をはじめとして全職員が理想の医療を目指している熱気溢れる雰囲気に感動したものでした．リハビリテーション部長兼任整形外科教授の黒木良克先生に初めてお会いしたとき，「昭和大学藤が丘病院に理想のリハビリテーション部門をつくろう．どのようなリハビリテーション部門にするか君に任せる．そのためならば可能なかぎり

援助する」と約束していただき身の引き締まる思いを感じたものでした．約束は黒木良克先生が平成9年に定年退職されるまで変わることなく，理学療法士，作業療法士，言語聴覚士に対して全幅の信頼を持たれ，自由な発想でのリハビリテーション部門の発展に尽力され物心両面から支えていただきました．藤が丘病院リハビリテーション部門の発展は黒木良克先生なくしてはなかっただろうと思っています．

昭和大学藤が丘病院に異動して1年経った昭和51年4月，黒木良克先生がリハビリテーション室に来られて，「来週から整形外科後期研修医を3カ月交代でリハビリテーション部に配属するから，理学療法士の業務を教育してほしい」と言って帰られました．そして次の月曜日から後期研修医の筒井廣明先生がやってきました．

初めてのことでありどう対応すればよいのか戸惑いましたが，筒井廣明先生と話し合って理学療法士の学生の臨床実習と同じようにやればいいとの合意に達しました．そこで理学療法士スタッフと一緒に患者を評価しプログラムを立て実際に治療を経験していただき，朝から夜遅くまで毎日毎日話し合っていたら，3カ月経った頃には理学療法士が障害をどう捉えているのか，理学療法技術がどういうものか理解していただけ，医師がリハビリテーションをどう考えているのかも認識できるようになり，医師と理学療法士との信頼関係は高まりより適切な理学療法が行い得るようになりました．

残念なことに，昭和53年，NHKがテレビで人工股関節の権威として黒木良克先生を特集した放送をきっかけに，日本中から患者さんが集まり，整形外科患者数が増加したためリハビリテーション部門への研修医派遣が困難になり，後期研修医のリハビリテーション研修は2年間8人の先生方の派遣で終わりましたが，理学療法士と医師との信頼関係は医局を通して引き継がれ現在まで続いています．黒木良克先生が定年退職された後は，現在教授になられている筒井廣明先生をはじめとして多くの先生方にリハビリテーション部門をバックアップしていただいています．

あるとき黒木良克先生に「後期研修医をリハビリテーション部門に転出させて教育するという発想はどこから考えついたのでしょうか」とお聞きしたら，「リハビリテーションはチーム医療である．医師と理学療法士はお互いにその業務を理解し信頼し合えなければ良い治療はできない．信頼するためにはお互いをよく知らなければならない．その方法が医師の3カ月間のリハビリテーション部門転出なのだ」と言われました．このときに医師と理学療法士との信頼関係が構築されたことによって，その後，多くの有能な理学療法士を輩出する土壌がつくられていったのではないかと今になって感じています．

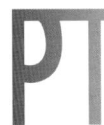

PT 跛行を前に施行錯誤する日々

　黒木良克先生は，日本における人工股関節置換術の先駆者であり卓越した技術の持ち主でもあったため，開院直後にもかかわらず整形外科は人工股関節置換術の患者さんで占められており，リハビリテーションの対象患者も60％は人工股関節置換術の患者さんでした．

　人工股関節置換術後の患者さんは術前の関節痛はなくなり，関節可動域の制限はあるものの日常の生活動作は支障なくなります．人工股関節置換術を受ける患者さんの多くは女性でした．彼女たちの最大の関心は跛行の解消なのです．セオリーどおり股関節可動域拡大，筋力強化，歩行訓練を行うことで跛行が改善する人としない人がいて，その原因がわからず試行錯誤を重ね多くのスタッフが頭を抱えながら日々悩んでいたものでした．

　当時，股関節疾患の跛行の特徴であるトレンデレンブルグ歩行やデュシェンヌ歩行の原因は股関節外転筋の筋力低下が定説でしたから，理学療法は股関節外転筋を中心に筋力強化を行ったものでした．重力に抗して股関節外転運動ができない患者さんはプール内で外転筋強化を，抗重力で股関節外転運動が可能な患者さんはマット上で股関節外転運動を主体にして全方向の関節運動強化を盛んに行いました．たしかに筋力強化で多くの患者さんは跛行が改善していきました．しかし，股関節外転筋の筋力が強化されても跛行が改善しない患者さんや股関節外転筋力が十分でないのに跛行がなくなる患者さんもいて，「なぜ，なぜ，なぜ」とつぶやきながら二十数年の月日が流れていきました．その理由がわかるのにはさらに十年の歳月が必要でした．

　彼女たちの強固な跛行改善願望を叶えられない自分が情けなくて，「なぜ跛行があってはいけないのか」と開き直って多くの患者さんと話し合いました．彼女たちの答えは一様に「人と違うから」でした．なぜ人と違うことがだめなのか，ならば隣の人と同じ洋服・同じ靴・同じ指輪をしたいのかと尋ねると「それは嫌だが，それと歩き方とは違うのだ」と．かみ合わない会話の果てに得た結論は，種の保存という生物の本能より導かれるものだから理屈では解決できるものではないと感じたものでした．跛行を改善しなければ社会的な障害の除去にはならず，彼女たちは社会の一員として復帰ができないと主張して跛行改善を要求してくるのです．無力感に襲われ理学療法士という職業から逃げ出したいと思うことも再三ありました．逃げなかったのは子を持つ親として，強い父親として存在していたかった思いと理学療法士としての意地だったのだろうと思っています．

試行錯誤する日々の中で足底にテープを貼ると歩きやすくなる人，胸骨にテープを貼ると歩きやすくなる人，肘関節屈曲して前腕回内外を交互に行わせると歩きやすくなる人などを経験しましたが，理由が解明できず手技としては定着しませんでした．しかし後年，当時の経験が形態構築アプローチという理学療法概念の構成にヒントとして役立ちました．なんでも経験しておくものだと今は思っています．

PT 自分なりの職員の採用基準

昭和58年のことでした．学会誌を見ていたら上肢機能というキーワードがありました．それまで肩関節・手関節・膝関節というような身体部分の機能しか頭になかったのですが，「上肢の機能」という言葉に出会って身体各部が動作にどう機能しているのかを考えるきっかけができたのです．頭は推進機能としての振り子，つまりメトロノームの錘と同じで振り子のように振れるから人は前に歩ける．では，上肢は動作時のバランス機能，下肢は体幹の支持機能で…というように考えたものの，それから進歩しないままでした．

ちょうどその頃でした．スタッフで「常識への挑戦」と銘打って常識と言われているものは本当に正しいのか皆で考えてみようという試みをしたのです．毎日その日の業務が終わると遅くまで喧々諤々，皆勝手なことを言いながらよく議論したものでした．当時の藤が丘病院のスタッフには個性的な人たちが集まっていました．他の人たちとは同じことはやらない，それぞれが違うことをやって結果において淘汰されるべきという考え方を軸にして各自が切磋琢磨していました．現役中よく他病院の技師長さんから「あなたのところのスタッフは変わっている人が多いですね」と声をかけられたものです．「そうなんです．私一人がまともなので苦労しています」といつも答えていました．たしかに個性的な人は多いのですが，意識的に個性的な人を採用したわけではなく，筆者は筆者なりに採用基準を決めていました．

一番目は勘です．将来大成するのではないかと予感させる人を選んで入職していただきました．二番目は学校での成績を基準にしたもので，勉強しなくて成績が良い者，勉強して成績が良い者，勉強しなくて成績が悪い者，勉強して成績が悪い者の4分類して，勉強しなくて成績が良い者，勉強しなくて成績が悪い者を選んで入職していただきました．高校時代に，試験の点数を80点以上取れば成績はよくなるということに気づきました．小学校，中学校時代とも授業中は考えごとをしていたし，勉強もしたことがなかったので極めて成績は悪

かったのですが，教科書のとおり，教師の教えるとおり記憶して答案用紙に書けば成績がよくなる，これは大発見でした．以来人間の評価にあたって学業成績は一部分の評価にしかならないと考えていましたので，学業成績を4分類して利用しましたが，一番目も二番目も勘ですから当たり外れはありました．それでも7割程度は当たりましたから，勘も大したものだと自画自賛しています．

最近はどこの病院でも学校の成績の良い人から入職させるので，部門としての特徴が薄れていくようで少々さびしく感じています．

PT 理学療法士として育ててくれた師匠

大学病院の特徴として，医師をそれぞれ専門分野のエキスパートとするための育成を目的にしています．結果として同一疾患が集まる傾向があり，必然的に理学療法士も同一疾患に対応せざるを得ないということになります．その結果，理学療法士も肩関節障害，股関節障害，膝関節障害，足関節障害，脊椎障害，片麻痺，内部障害などのそれぞれの専門が自然発生的にできてしまいました．

人間の動作障害に対応するのが理学療法士の業務で，部位専門で対応ができるのかとの批判がありますが，肩関節に対応できるということは身体機能全般に精通しなければできないのです．したがって，肩関節障害に精通した者は膝関節障害，股関節障害，足関節障害，片麻痺，内部障害にも十分な対応ができるということです．部位障害に精通したものは他の障害に十分対応できるということなのです．

入谷誠君（現・足と歩きの研究所）の足底板療法，福井勉君（現・文京大学大学院教授）の膝関節に対する力学的平衡理論，山口光國君（現・セラ・ラボ主宰）のCUFF-Y exerciseが理学療法技術として確立したのもこの頃でした．彼らから刺激を受けてスタッフ全員がそれぞれその分野での一番を目指してしのぎを削っていました．遠藤優君（現・西小岩歯科クリニック院長）は口腔や顎関節の補整から姿勢をコントロールしようとして歯科医師となり，現在，理学療法の知識を利用して，歯・咬合・顎関節から運動機能障害を改善することができる異色の歯科医師として開業しています．遠藤君と同期であった柿崎藤泰君（現・文京大学保健医療技術学部教授）は平成9年に昭和大学豊洲病院に異動し，呼吸運動療法なる新たな理学療法技術を確立していきました．

自然発生的にできてしまった専門分野は，お互いに精通している情報を提供することができ，チーム全体のレベルアップに大いに寄与しました．同時に競

い合いつつも一人ひとりが尊敬の念を持って対応するので，チーム全体の絆は固くなったと考えています．筆者もこの専門分野制の恩恵を受けた一人です．なにしろ技士長でしたから職権で教わったものでした．筆者にとってスタッフは，患者さんや常時痛む自分の膝とともに筆者を理学療法士として育ててくれた師匠であったのです．

　余談ですが，昭和30年の膝周辺の骨折は当初からアライメント不良のため，季節の変わり目には痛みがありました．年月の経過とともに膝関節は変形し形態変化を招来し，様々な症状を呈するようになり対応方法を考えざるを得ない状態に追い込まれました．いつも宿題を抱えているようなもので，これが筆者の理学療法の錬度を上げてきたようなものです．例えるならばやかましい師匠とも言えます．ところが，平成24年9月のはじめ，膝関節痛が増悪し，関節置換を考える状態になりました．師匠がいなくなる寂しさに筆者は自分の膝に声をかけたものでした．「師匠，もう少しそばにいてください．長い間とは言いません．理学療法士として現役でいる間だけでいいのですから」と．願いは通じたのか，膝関節痛は平地での歩行ならば支障がない程度まで軽減しました．しかし，平成25年7月のはじめ，段差を踏みはずして右膝関節を外反して転倒，膝関節のダメージが大きく歩行不能の状態になり，筆者を理学療法士として育ててくれた師匠との別れを惜しみつつ人工膝関節に置換することになりました．

　人工膝関節置換患者としての経験は，理学療法士として関わった人工膝関節置換から想像していた筆者の知識を遙かに超えるものでした．人工膝関節置換はパーツの交換という認識しかありませんでしたが，現実は下肢機能の再構築でした．55年，理学療法士として働いてきましたが，このような発想をしたことがなく目から鱗が落ちた感じでした．日々変化する下肢機能に興味津々，未知への経験をさせてもらいました．

　術後，健側肢に比べ倍ほどに腫脹した下肢は膝・足関節の可動域を制限したものの，膝関節の痛みはまったくなくなり，常時下腿の筋緊張と痛みが出ていました．特に脛骨筋の筋緊張と痛みは激しく耐えがたいほどでした．耐えがたい下肢の痛みの解消方法をいろいろ試みて，一番有効だったのは患側肢にしっかり荷重をかけて歩くことでした．入院中も退院後も痛みが耐えがたかったら夜中でも歩いたものでした．

　下腿の痛みを引き起こしていた下肢の腫脹は，膝関節の支持性を確保して安定した歩行を可能にしていたようです．6週を経て下肢の腫脹が軽減した頃から，下肢の不安定感を感じて十分な支持性の確保が困難になり歩行時に疲労を感じるようになったのです．下肢の不安定感とは実に妙な感じで，膝伸展筋力も十分，片脚立位も可能，しかも片脚でスクワットもできるのに十分な支持感

覚がなく適切な支持機能が得られないのです．人工膝関節置換後の患者さんが歩行時，なんとなく不安を感じると訴えていらっしゃったのは不安定感なのだとわかった次第です．

人工関節置換術後のリハビリテーションも己自身の身体を使って，下肢の腫脹には荷重をかけての歩行，荷重をかけての歩行には対側下肢の対応が重要なこと，可動域確保には荷重位での関節の位置角の再学習が有利，歩行時の不安定感には足底からのレセプター機能の補償，立位アライメントの調整が必要など試行錯誤の結果で良い方法を見つけることができ大収穫でした．

平成23年10月，胆嚢炎で1カ月ほど入院した際，胆汁を排出するため，ドレナージチューブを胆嚢から胆管を経て十二指腸・食道を通して鼻腔からバッグにつながれ，点滴とともに24時間点滴台につながれました．まるで牛のようだと苦笑したものの，退院したら即現場復帰を予定していたものですから，下肢筋力維持方法として背臥位で体幹片側交互前方移行はないものかと考えていて閃いたのが，拇指と示指でのピンチを組み合わせての前腕からのアプローチ法です．転んでもただでは起きないと笑われたものですが，今回もたぶん笑われるでしょう，理学療法バカだと．患者になった経験で得た最大の収穫は，患者さんの障害の訴えを理解することができ，共に障害の感覚を共有でき信頼関係を構築することが容易になり，理学療法プログラムを立てて治療できるようになったことです．考えれば理学療法士は身体の運動障害を対象にするけれど身体の運動障害を経験したこともなく，まして老いた経験もないのです．知識から想像して障害のイメージをつくっているのだから実際とのギャップがあるのはしかたがないとしても，独善的にならないように患者さんの訴えをよく聞いて的確な情報を得ることをしなければならないと反省しましたが，老いた今頃になって気がつくなんて遅すぎました．

現在78歳ですから，まもなく80歳になります．老いるとはおもしろいものです．何しろ初めての経験ですし，体の形態が若い頃とは違ってきています．当然，身体形態が変われば機能も低下してきます．現役の理学療法士の平均年齢はまだ20歳代でしょうから，加齢変化を知識として持っていても実感はできないでしょう．過去に老人となった経験がないのですから，子どもが大人の単なる小型版でないように老人は大人が古くなったのとは違うのです．筆者の実感としては違う生物に変化したような感じです．体力も気力も落ちてきますから，運動能力も低下していきます．

理学療法を施行する際，腹臥位にして股関節伸展や膝関節屈曲を行いますが，老人は立位支持機能が低下するため，股関節を屈曲して体幹前傾位で代償します．それでは立位はできても移動機能が制限されるので上部体幹で伸展し

ます．結果として体幹は後方位移行しているため，腹臥位を取らされると体幹屈曲・股関節屈曲・膝関節伸展位となり立位形態を維持しようとし，股関節伸展や膝屈曲はたいへん難しい運動になります．また気力・体力も低下するため，すぐくたびれるし難しい運動は嫌になるのです．今頃になってわかっても遅いとは思うのですが，年寄りになっても現役の理学療法士でいられたからわかったことなのだと思います．

技士長ならではの理学療法スキルアップ

　昭和62年，長年リハビリテーション専門病院の建設構想を練っていた昭和大学がリハビリテーション病院の建設に着手し，筆者も建設委員として参加して，研究，療法，訓練が可能なリハビリテーション病院を目指して建造物設計段階から関わらせていただきました．昭和50年に藤が丘病院に赴任したときはすでに建物はできていて新設部門組織の構築を行いましたが，今回は施設設計から関われることになり理想のリハビリテーション部門創設を目指して頑張りました．最終的に多くの人たちの協力を得て占有面積 1,500 m^2 のリハビリテーション部が完成しました．平成2年6月，リハビリテーション病院開設に伴い，藤が丘病院リハビリテーション部門は理学療法士5名を残して本拠をリハビリテーション病院に移して大多数のスタッフが異動し，筆者も藤が丘リハビリテーション病院，藤が丘病院リハビリテーション部兼務技士長として異動しました．

　当初，筆者も患者を担当していましたが，開設間もないため雑務多忙となり理学療法の現場から次第に遠ざからざるを得なくなっていきました．筆者は現場経験の中で知識と技術を習得してきた叩き上げの理学療法士ですから，現場から離れることは理学療法士でなくなるような気がして不安でした．そのため暇のあるかぎりは現場に出てスタッフの仕事を見ていました．

　東京女子医科大学病院勤務の頃，技師長に自分の仕事を見られるのは嫌なものでした．自分の仕事に自信がなかったからでしょう．治療中にいろいろアドバイスしてくれるのですが，それを指摘と感じ，担当患者さんとの信頼関係を壊されるのではないかと思い反感を感じたものでした．アドバイスを受けるたびに「二度と同じ指摘はさせない」と自らを叱咤激励し頑張ったものでした．今考えればありがたいことなのですが，当時は叱られているとしか考えられず申し訳なかったと思っています．謝るにもすでに鬼籍に入られているので，いつの日にかお会いしたときにお詫びしたいと思っています．

三十数年を経て，自分が嫌だったことを自分がしている．たぶんスタッフも嫌だろうと思いながら椅子を持ちだして，時には一日中見ていました．自分が指摘する側にまわって意外だったことは，担当理学療法士に結果がでないことを指摘したり，対応方法の不適切を指摘しても患者さんが必ずといっていいほど「一生懸命頑張っていただいています」と担当理学療法士を弁護することでした．患者さんと担当理学療法士との信頼関係が悪くなったという経験は7年間のリハビリテーション病院勤務の間，一例もありませんでした．理学療法士は免許を取得すると一人前になってしまう少ない職種の1つで，互いの理学療法効果の有無に関して干渉しない職種のようです．世間では聖徳太子の十七条憲法の「和を以て貴しとなす」とする思想は連綿として今日まで続いており「皆が仲良く」と解釈されているようですが，本来は仲良くということでなく「大儀の方向を同じくして」との意味だと言われています．理学療法効果が出ていない理学療法士に理学療法効果が出ていないと指摘したとき，「ならばあなたがやってみろ」と言われても効果が出せる理学療法を展開できるとは限りません．筆者もできませんでした．しかし，できなくても理学療法効果が出ていないことはわかるのです．それは「料理を食べたときにまずいことはわかるが，おいしい料理をつくることはできないのと同じだ」と理屈をつけ，担当者が理学療法効果が出る理学療法を考えるべきだと日々一緒になって，帰るのも忘れて話し込んだものでした．

　この頃は皆若かったのでしょう．スタッフ全員が頑張っていました．入谷誠君はよく夕方に弁当を食べていました．どうしたのかと聞くと「腹が減ったので考えてみたら，昼飯を食べるのを忘れていた」と．当時は理学療法の効果をどうすれば出せるのかと皆必死でしたから，午前9時から午後5時までは病院のために働く，午後5時からは自分のために働くと決めていました．そのため，夕方昼飯を食べるのは合理的な方法でもあったのですが，山口光國君などは午後8時に患者さんを呼んで，あくる日の午前2時まで治療していたこともありました．これには筆者もついていけず午後9時頃には退出したものです．今では規制が厳しくなってこんなことはできなくなっていますが，当時はどこの病院でも似たりよったりでした．ある理学療法士の方にお会いしたとき，久しぶりに日曜日に家にいて子どもさんと遊んであげたところ，子どもさんは楽しかったのでしょう．月曜日に出勤するとき，子どもさんに「お父さん，また遊びにきてね」と言われたと複雑な表情で話しておられました．筆者も「病院で何をしているのか」とよく家人に問われましたが，スタッフのように具体的に何もしていないのですから説明のしようがなく，「技士長だから」と答えにならない答えを繰り返していたものです．ですから，家での筆者の評価は散々なも

のでした．
　平成 2 年から 9 年までの 7 年間，勤務の大部分は臨床外業務に関わっていましたが，スタッフの理学療法に干渉して話題の発端をつくり一緒に話していたおかげで，定年退職後に現場の理学療法士に戻ったとき，理学療法の質をスタッフの成長に準じて保てており，理学療法士に即復帰できたのだと思っています．近年，技士長職の理学療法士は理学療法外の業務が多忙で，理学療法技術の向上や維持に不安を感じている方も多いと思いますが，筆者の経験ではスタッフと多く話すことで理学療法技術の保持はできるどころか患者さんに触れないだけに全体像が把握しやすく，スキルアップできると思っています．あなたがやらなければ誰かがやらなければならないとしたら，あなたが技士長であることがスタッフのためになると信じてください．スタッフの皆さんはそのように思っていますから，スタッフのために頑張ってあげてください．

PT 新しい概念に基づいた理学療法の創造を模索する日々

　昭和大学藤が丘病院に転職したときスキルアップして他所に移るつもりが，おもしろくて 22 年間が瞬く間に過ぎ，平成 9 年 3 月 31 日に定年を迎えました．定年退職を機に藤が丘リハビリテーション部の理学療法の考え方，技術をまとめてみようじゃないかと山口光國氏が音頭を取ってスタッフ一同が『整形外科理学療法の理論と技術』（メジカルビュー社，1997）として一冊の本にまとめて贈ってくれました．とてもうれしく，藤が丘病院，藤が丘リハビリテーション病院に勤めていてよかった，すばらしいスタッフに会えてよかった，技師長をしていて本当によかったと思いました．

　思えば昭和 33 年から東京女子医科大学病院で 17 年，昭和 50 年から昭和大学藤が丘病院で 15 年，平成 2 年から昭和大学藤が丘リハビリテーション病院勤務が 7 年，計 39 年もの間，理学療法を業としていたことになります．退職したときの開放感は 16 年経た今日でも記憶に残っているほどの感激でした．マッサージ師のときも理学療法士になってからも，いくら勉強しても追いつかない焦り，終わりのない努力に疲れて，もっと楽な仕事がないだろうかと何度転職を考えたことか．しかし生活がかかっていれば話はそう簡単なことではなく，必死に理学療法と格闘する日々の連続でした．そんな苦しさから開放されるのかと思うと定年退職は苦悩の場から逃げ出す大義名分であったのですが，そうならないのが人生というものなのでしょうか．

昭和大学藤が丘リハビリテーション病院院長であり，整形外科教授であり，リハビリテーション部での上司でもあった黒木良克先生が海老名総合病院に招聘され，同院人工関節センター長として赴任されることになり，筆者も非常勤職員として週1回働かせていただくことになりました．定年退職してすべてから開放されたと思ったら再び現場に戻ることになったのです．海老名総合病院人工関節センターは平成14年に膝関節専門医の森雄二郎先生が加わるまで，センター長である黒木先生が人工股関節の権威であるがゆえ，患者の大部分が人工股関節置換術対象者であり，筆者も10年ぶりに人工股関節置換術後の理学療法担当に復帰したのです．

　昭和大学藤が丘病院時代は人工股関節置換術後の入院期間に比較的ゆとりがありましたが，藤が丘リハビリテーション病院時代に入ってから徐々に短縮されていき，時代はさらに入院期間短縮へと変わっていきました．昭和50年代は入院期間8～10週間ぐらいであったので理学療法は十分な時間が取れましたが，平成に入ってからは次第に短くなって術後4週で退院するのが通常になっていきました．人工関節置換術の進歩と共に人工関節の材質や形状の改良が入院期間短縮を可能にさせたのでしょうが，リハビリテーション部門にとっては，4週間でほぼ正常に日常生活を送ることのできる歩容での歩行が可能な下肢機能を獲得させなければならなくなりました．このことは従来の筋力強化では対応できなかったため，新しい概念に基づいた理学療法をつくらなければならず，理学療法を創造すべく模索する日々が始まりました．

　そんなある日，「どこかに連れて行って」と孫にせがまれ東京都江戸川区の水族館に出かけました．当所は鮪の円形回遊槽があることで有名な水族館で，水槽の前には階段式の席が設けられ大勢の人たちが泳ぐ鮪を見ていました．筆者も同じように回遊槽を回る鮪をなぜか飽きずに長い時間見ていました．泳ぐ鮪を美しいと思い，「なぜ美しいと感じるのだろうか」「機能として完成されている形態だからではないか」と思いながら見ているうちに，「人間も一流と言われるアスリートは皆格好が良い．形と機能は相関があるのではないか」と考え，ならば直立二足歩行機能を発揮する形態があり，人間も形態を再構築すれば直立二足歩行機能を高めることができるのではないかと閃いたのです．

　そして，通常私たちはなんらかの意図を持った人間しか見ていないことに気づき，まずは人間観察から始めました．知っている人などを見るとこちらに気がつき形を変えるので，見知らぬ人々を観察することにしました．幸い街には人間がたくさんいました．さりげなく見ているつもりでもたちまち気がつき立ち去ってしまう人もいたし，何を見ているのだと怒られることもしばしばありました．そこで駅のホームのベンチに座り向かい側のホームにいる人たちを観

察したものでした．人間の形はそれぞれ少しずつ違っていて，歩くときは右足から出す人が圧倒的に多いということぐらいしかわかりませんでした．そのとき，街を歩く猫や犬の第一歩も観たのですが，猫は早くて見分けることができませんでした．犬は左後ろ足から第一歩を出すことが多いことを見つけました．

あるとき，電車の中で体幹と頭の位置との状態を見ていたら，何を見ているのだと怒られました．人間も猿と同じで見つめると攻撃として反応するようです．また，道で歩く女性を後ろから観察しているとだんだん早足になって遠ざかっていってしまうことが多く，たぶん変な人と間違われたのだろうと思います．なんやかんやで人間観察は案外難しいものでした．

左右非対称な人間の身体

平成何年でしたか思い出せないのですが，昭和大学藤が丘病院整形外科の筒井廣明先生が肩関節学会長をされた日本肩関節学会が横浜で開催されたとき，山口光國氏から頼まれてリハビリテーション部門の座長を担当しました．そのとき，片脚立位の左右により関節可動域の差があるという理学療法士の発表があり，たいへん興味をそそられ発表終了後に話を聞くことができました．実際に片脚立位を行ってもらったときに気がついたのですが，右と左で足関節の回内外の変化が違うのです．右足は内反位から外反位に，左足は外反位から内反位に変化するのです．そこで二足で立ってもらい足関節を見ると右足は内反位，左足は外反位なのです．再び片脚立位をとってもらうと右足は外反位に，左足は内反位に移行するのです．この人だけなのかもしれないと思い，多くの人に試してみたところ皆同じ結果でした．

不思議に思い，下肢全体を見ると脛骨の捻転角が左右異なっていたのです．右が外捻，左が内捻しているのです．個人差かと思ったら，程度の差はあれ皆同じなのです．そこで解剖書を見てみると，見た解剖書すべて一側脛骨しか出ておらず，一冊を除いて右脛骨しか載っていないのです．その一冊も左脛骨しか載っていませんでした．左右対称は常識なのでしょう．

幸いなことに私たち理学療法士が対象とするのは人間です．自分の身体を使って観察し，さらに多くの人を観察・比較して人間の形態を規定してみました．その結果，第1章で解説したように人間の立位形態の形を見つけたのです．人間は一見左右対称であり，真正面を向いて立っているようでありながら，実は左右非対象，しかも斜位で立っているのでした．なぜこのように進化したのか，ヒトの形態の成りたちを求めて動物の進化に関するものや人類学の本を読

み漁りましたが斜位立位の理由を説明している本はありませんでした．考えた末に直立二足歩行するのに最適な形態に進化したのだとの仮説にたどりつき，形態と機能の関係を考え続けました．

　生物進化の過程ではまず胴体という生命維持装置収納部位が発生して，やがて餌を獲るため・餌にならないために肢が発生・発達したのだとの説があるそうです．人間も古代生物の子孫ならば四肢の機能に体幹が関与しているのではないかと考え体幹と四肢機能との関係を考え始めたのでした．

　体幹形態と四肢の関節可動域との関連が見つかり，可動域保持は容易に，筋強化は比較的楽になりましたが，人工股関節置換術後の跛行の改善はできず他動的な関節運動と自動的な関節の違いがわかるまでさらに10年の歳月を要しました．なにしろ閃いたことを自分の身体で試し，患者さんと試してみて効果を確認し，その理由をまた考えるという作業を身体各部の形と機能との関連を考えながら，一つひとつ確認していったので随分と時間がかかりました．さらに厄介なことに閃きというやつは考えているときには出てこず，寝ているときや風呂に入っているとき，歩いているときなどに突如として出てくるので，後で思い出せないことがあり悔しい思いをさんざんしたため，いつもメモ帳を持っていたものです．

　定年退職時62歳（平成9年）で，長年現場から離れていたものの卒後5年程度の能力はあるだろうと思い，筆者のことを誰も知らないところで気楽に定年退職後の老理学療法士として2, 3年働いてみようかなと思っていました．ところが，現実は思いどおりにはいかずいくつかの病院や施設から声をかけていただき，かけもちで非常勤職員として働くようになっていました．そのため，思いつくと即試すことができる場所が確保されていたのが幸いでした．試行錯誤しながら形態構築という概念で理学療法を組み立てられたのは平成19年頃でした．まだ未成熟な治療法でしたが，機能を動作システムの構築という観点から捉えたアプローチ法は従来の抗重力下の単関節筋強化を変え，動作することで筋強化が可能になり人工股関節置換術後の歩行機能改善をもたらしました．

　その後，改良を加えることで他の関節障害に対してもその効果が発揮できるようになり，さらに中枢神経系疾患，特に片麻痺にも理学療法効果があることを確認することができました．しかし手技に熟練を要することが次第にわかり，誰しもが同じ効果を出せないことが難点として浮上してきました．「形態構築アプローチを試してみたが効果が出ない」とは多くの理学療法士から指摘されることです．しかし，それは技術の持つ宿命ですから，と最近では割り切っています．

リハビリに対する一般的なイメージ

　定年退職後，海老名総合病院以外にもいくつかの病院で非常勤職員として勤務させていただいています．リハビリテーションに対する患者さんの認識には差があり，高齢者の多い地域ほど理学療法はリハビリテーションの訳語であり，理学療法はマッサージを主体とする治療法だとの認識が濃厚で，マッサージを行わないとリハビリテーションではないと思われています．形態構築の概念ができ上がりそのアプローチ方法を模索していた頃，形態構築アプローチは患者さんに嫌われたものでした．患者さんに努力させない，頑張らせない，かつマッサージをしないで理学療法効果を出す方法は患者さんによってはリハビリテーションではないのです．さらに症状の原因にアプローチするため患部より遠位から対応するため，症状が軽減もしくは消失しても納得を得られないのです．肩関節の運動痛があるのに足から対応して治癒したりすると，患者さんは騙されたような気がするのでしょう．理学療法士が誕生して半世紀弱の歳月を経ても，多くの人々はリハビリテーションとは患部を温めたり，マッサージしてから運動をするものだとの認識がなぜかぬぐい切れないのです．

　3，4年前でしたか，腰痛を主訴として長期間リハビリテーションに通っておられ顔馴染みになり時々話をする40代の女性が来院した際，たまたまお会いしたので「どうですか」と聞いたところ「腰が痛くて」と話されました．ついつい職業意識が働き，女性の立位形態をみると両側内反で股関節屈曲，体幹後方移行位へ形態構築されており，腰背部筋で体幹を引き起こしている形態でした．そこで左足外反位へ移行形態を構築したら腰痛は消失し「ぜんぜん痛くない」と言うので「今日のリハビリは終わりです」と申し上げると，「まだ何もしてもらっていない」と．「あなたは腰痛を治しに病院にいらっしゃったのでしょう」と言うと，「そうだ」と．「腰は痛くなくなったでしょう」と言うと「痛くなくなった」と．「ならば今日の治療は終わりです」と再度伝えると重ねて「まだ何もしてもらっていない」と仰られます．「では，何をすればリハビリなのですか」と聞くと，「いつものようにホットパックで腰を温めてもらってストレッチしてもらわなければリハビリではない」と．「いつもホットパックで腰を温めてストレッチしてもらうと腰は痛くなくなるのですか」と重ねて聞くと「楽にはなるが痛みがなくならない」とのこと．「ならば現在のほうが腰の痛みは楽でしょう」と言うと，「痛みはないが，せっかくリハビリに来たのだから何かしてもらわなくては」と納得していただけず，担当理学療法士にお願いしていつものようにホットパックで腰を温めてストレッチをしてもらい納得していただい

たことがあります．一般の人のリハビリテーションに対するイメージの壁は高いようです．

われわれは身体障害に対する医学的リハビリテーションにおける理学療法士の役割を理学療法の汎用性に甘えて専門性を追求してこなかったのではないでしょうか．結果の出せる技術の獲得が今こそ必要なことなのだと痛感しました．第3の医療として昭和41年に導入されたリハビリテーションは，47年経った今日リハビリと呼ばれるようになりました．マッサージと運動を主とする治療法として多くの人々に認識させたのはわれわれ理学療法士の努力が足らなかったのだろうと思います．

筆者は若い頃から「変わっている人」と言われてきました．自分では常識人と自認していますが，自己評価は当てになりませんから老いた今でも変わっているのかもしれません．しかし，苦にならないのは歳をとって鈍くなったせいでしょうか，それとも性格なのでしょうか，どうも性格のような気がします．一般に理屈をこねる，些細なことにこだわる，執念深さは短所として捉えられますが，理学療法士としては長所のような気がします．患者さんの障害がなぜ改善しないのか，どうすれば良くなるのか，寝ても覚めても考え続けることが必要な職業なのではないのかと思っています．

最近になってようやく考えたように機能が構築できるようになりましたが，長い間どうしたら患者さんが良くなるかと試行錯誤の日々が続いていました．理学療法士の治療は武術の試合に似ているのではないかと思っています．相手は患者さんに取り付いている障害です．障害と向き合って隙，すなわち問題点を見つけて攻撃するが相手もさる者，なかなか負けてはくれません．相手を負かせなかったら理学療法士の負けです．

何度も挑戦しては負け続けたときは立ち上がれないほど落ち込んだものでした．そんなときは眠れず蒲団の中で暗い天井を見つめてひたすら対応方法を考えていたこともありましたが，大体はいつしか眠ってしまうようでした．思いつくままのアプローチを試みると跛行もなくスタスタ歩いている夢をよく見たものです．

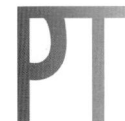

PT 夢は理学療法技術を極めること

平成17年，HOTCH POTCH 代表の北沢澄氏の依頼で「理学療法視点の転換」というタイトルで10時間の講演を行った実績から文京大学の教授福井勉氏にブラッシュアップ講演への参加を勧誘され，同タイトルでの10時間の講演を

引き受けました．この文京大学のブラッシュアップ講演がきっかけで講演依頼が急増しました．依頼された方々と話していると必ず出てくるのが入谷誠氏，福井勉氏，山口光國氏の話です．そして，彼らのような有能な理学療法士を育てたのだから筆者も有能なのだろうと皆さんが錯覚していることでした．筆者は彼らを指導したり，教えたりする知識も能力もありませんでした．彼らの話を聞いてやるという口実で実際は彼らから教わっていたのです．彼らが筆者を育ててくれていたのです．親の七光りという言葉がありますが，筆者はスタッフの七光りで光っているに過ぎないのです．そのため，講演のプレッシャーは大変です．講演のたびごとに内容に矛盾点，不足部分が浮上し，修正しては講演を繰り返して形態構築アプローチの概念は次第にまとまっていきました．もし講演という機会がなかったらアイデアで終わっただろうと思います．まさに転機はチャンスでした．

　平成23年12月も半ば過ぎた頃でしたか，福井勉氏に「歳も歳だし，あと何年生きるのかわからないのだから，この辺で理学療法技術としての形態構築アプローチを本としてまとめてみたら」と薦められ，「それもそうだ」とその気になってまとめることとしました．しかし，いざまとめてみると筆者自身が納得できない部分が多出して技術の完成にはまだまだの感がありますが，形態構築アプローチという理学療法技術に賛同して臨床に試みるもよし，批判することで自分の理学療法を再度確認するもよしと筆を取りました．しかし，叩き上げの理学療法士と自認する筆者が文字として表現するのは大変でした．

　なにしろ理学療法を業として55年，臨床の場面で患者さんの訴えに応じて結果を提供するのが役割と信じて理学療法を行ってきた臨床屋がたどり着いたのが形態構築という概念でした．その概念から展開した方法が形態構築アプローチと名づけた理学療法技術ですから勘の集大成みたいなものですが，形態を診れば問題点と同時に対応方法も抽出できるという極めて実用的な方法だと思っています．

　筆者は自分の理学療法技術を高める方法として大道芸人を手本としています．大道芸人は人々を集めて芸を披露して帽子を回しますが，人々は金を払うに値すると判断すれば帽子にお金を入れるでしょう．一方，金を払うに値しないと判断すれば帽子にはお金を入れないで立ち去るでしょう．ゆえに彼らは生活をかけて芸を磨いています．

　時代が変化したときには，理学療法士も患者さんが医療費に値すると判断する結果を提供することができなければ信頼が失われていくのではないでしょうか．理学療法士も専門職としての誇りをかけて技術を高めなければ有用性を保てなくなるのではないでしょうか．

最近試みに患者さんに「どうしてほしいのですか」と聞いて要望を出していただき，対応できる結果を提示して一回の理学療法の結果として出すことを約束する理学療法を施行して好評を得ていますが，患者さんの要求を満たすのは程遠くまだまだ未熟だと日々反省しています．

　人生はおもしろいものです．もし大学3年のときに交通事故で受傷しなかったらマッサージ師として病院に勤務しなかったでしょう．もし条件の悪くなることを理由に移動しなかったら，人工股関節置換術後の集団に遭遇しなかったかもしれません．もし定年退職後に非常勤で理学療法士を業としてやっていなかったら，形態構築アプローチなる理学療法技術は思いつかなかったでしょう．

　叩き上げの理学療法士として理学療法技術の技を極めるのは筆者の理想であり夢でもありますが，理想は実現しないから理想であり，夢は覚めるから夢であるけれど，理学療法士を業としているかぎり夢を追っていきたいと思っています．世の中，一生懸命頑張れば，どうにかなるものだと思って生きてきて78年，金にも地位にも縁がありませんでしたが，理学療法士という仕事に就いたおかげでけっこうおもしろかった人生を送らせてもらったものだと，理学療法という職業に感謝しています．

第3章

磨揉遷革

私の伝えたいこと

磨揉遷革：教え諭して，人をよい方向に導くこと

「磨」は善をみがく，「揉」は欠点を正し直す意．「遷」は善にうつる，本来のよい状態に改めること．

理学療法士考

PT 理学療法士の専門業務

　理学療法士は専門職だと言われています．しからば何の専門職なのでしょうか．

　運動療法としての関節可動域訓練，筋力強化訓練，動作訓練としての起き上がり訓練，立ち上がり訓練，歩行訓練，物理療法としての電気，温熱などを担当しています．しかし，それらは理学療法士しかできない内容なのでしょうか．理学療法が理学療法士しかできない内容を持ってこそ，理学療法士が専門職と言えるのではないでしょうか．否，ゆえに業務独占なのです．従来，整形外科疾患は単関節障害として扱われ，疾病に伴う障害も，肩関節の可動域制限，膝関節の筋力低下，足関節の可動域制限などと部分の機能障害として認識されてきました．したがって，理学療法も肩関節の可動域訓練，膝関節の筋力強化など単関節に対する理学療法として部位の改善を目的として対応してきました．

　中枢神経疾患に対しても同じことが言えます．理学療法士が多く対象とする片麻痺を例にとれば麻痺肢の機能改善を最重要目的として理学療法は構成されており，麻痺肢の関節可動域保持や関節運動機能の獲得に多くの時間を費やしています．また，動作訓練は困難な動作の繰り返しにより獲得させようとしています．

　しかし，人間は肩関節だけなど関節単独で機能していることはないのです．足，膝，股，体幹，肩，肘などの関節はそれぞれ相互に関連して機能しているのであって，理学療法も身体全体との関連において肩関節，膝関節，足関節を考えなければ人の動作障害に対する対応はできないのです．

　理学療法士の業務が単関節のみの関節可動域改善を図るなら，抵抗をかけるのみで筋力強化を図るなら，動作を繰り返すことで動作能力を獲得させるだけならば自らの存在理由を理学療法士自身が認識できなくなるのではないでしょうか．多くの理学療法士が業務に閉塞感を感じている理由がここにあるのではないでしょうか．

人間は立って歩き，寝て，起きて，座り，そして様々な動きをする動物なのです．人の基本的な形態が立位であることを概念として持たなければ，人間の動作の構築は困難になるのです．なんらかの原因で運動機能が損傷すると，人間としての基本的な形態の構築が破綻し動作の困難，もしくは不能になります．この「破綻した運動機能を再構築する」ことこそ理学療法士の主たる業務であり，理学療法士として専門性を主張できる分野であると筆者は考えています．

PT 時代はわれわれ理学療法士に何を要求しているのだろうか

時代は理学療法士に何を要求しているのでしょうか．今こそ真剣に考える必要があると思います．時代の要求に対応できなければ医療における無用の存在として早晩淘汰されるでしょう．

理学療法士は昭和41年，リスク管理ができる機能訓練士として日本で初めて登場しました．それまで日本の医療ではリハビリテーションという概念がなく，治療という概念のもとマッサージ師が整形疾患に伴う運動機能障害や中枢神経疾患に伴う運動機能障害に対して，後療法という概念に基づいて治療として運動機能回復を担当していました．しかし，リスク管理能力の不足から，発症から治療開始までの期間が長期にならざるを得ないため良好な結果が出ず，医療分野ではリハビリテーションという概念を米国から導入しました．予防，治療に次ぐ第3の医療としてのリハビリテーションの分野に，日本で初めてリスク管理ができる機能訓練士として理学療法士，生活動作訓練士として作業療法士の必要性が認識され，リハビリテーション黎明の旗手として颯爽と登場しました．

新たに登場した理学療法士は，リハビリテーション医療の運動機能訓練部門担当として，それまで運動機能障害改善を後療法として担当してきたマッサージ師に代わって登場しました．理学療法士の登場で画期的に変化したのが中枢神経系疾患でした．それまで寝たきりが普通であった片麻痺は一転して歩けることが当たり前になったのです．

しかし，中枢神経系疾患の画期的な動作機能の改善は，リスク管理を含めての適正な指導のもと患者さんが努力された結果で，理学療法士の運動機能改善技術が卓越していたためではありませんでした．そのため，リスク管理だけでは対応できなかった整形外科疾患では，従来に比し多くの改善は見られません

でした．

　リハビリテーションの概念が日本に入って47年経た今日，リハビリテーションは「リハビリ」と略され理学療法は運動機能改善の手段として定着し，予防，治療，リハビリテーション，ケアの4部門に分類される医療の治療部門の一部として認識されています．

　日本においては障害を受容できない文化と障害を受容しなくても済む社会環境があるため，多くの人々は一生をかけて障害をなくすために専念することが正しいという考え方を持つようになっています．このことは障害を有する人に，人間の尊厳を保って生活できる機能を獲得させるというリハビリテーションの理念のもとに教育されてきた理学療法士にリハビリテーションではなく治療を要求することになり，結果が出ない治療法としていわれなき非難を受けることになっているのです．

　理学療法士の持つリスク管理の知識と機能改善の訓練方法は当時としては画期的なものでしたが，40数年を経た今日では，理学療法を機能改善訓練方法として取り入れた結果，延々と続ける医療とのいわれなき批判を受けています．時代は理学療法士に運動機能を改善する治療技術者としての能力を求めているのです．

　日本社会におけるリハビリテーションの概念の変化は，理学療法士をして訓練者から治療者への意識の転換を迫り，機能訓練をする者から機能を改善する治療者への転換を要求してきているのです．もし時代の要求に対応することができなかったら，理学療法士は結果の出せない医療職として衰退する危惧を感じます．

理学療法士の未来展望

　理学療法士はその専門性の希薄さゆえに多くの分野に進出しており，さらに広げようとしています．このことは50年前の病院に勤務するマッサージ師が，医療行為に加え雑務もできる汎用職種だったことを彷彿とさせます．

　なぜ病院に勤務するマッサージ師の必要性が希薄化したのか．知識の不足からリスク管理ができなかったことも理由の1つでしょうが，マッサージ師でなければ機能障害に対応する医療が完結しなかったわけではなかったからです．医師の適切な指示があれば他の職種が担ってもよかったからです．もしマッサージ師しかできない卓越した技術を確立していたならば，理学療法士と業務分担という形態をとって共存していたかもしれません．

新人の理学療法士は学校教育課程においても，臨床実習場面においても治療技術の教育を受けずに臨床の場面にかかわり，自分が訓練者なのか治療者なのか立場を明確にできずにいます．訓練方法を治療技術として認識してしまうため，理学療法の効果の理由を確認できず，臨床経験が積めないことになり，1年目の理学療法士の理学療法結果も10年目の経験者の結果も変わらないのが現状です．理学療法士の業務は可動域の制限があれば可動域を改善できるように身体形態を整えること，筋力の低下があれば筋力が出せる身体形態を構成すること，動作障害があれば身体の動作遂行システムを構築することです．訓練とは患者さんが努力して頑張って機能を獲得するもの，できない動作，困難な動作を繰り返し行わせてできるようになるまで頑張らせることで機能改善を目指すならば，できなければ患者の努力が足りない，できたら理学療法士の指導がよかった，どっちに転んでも理学療法士は頑張ったことになります．これに理学療法士としての誇りが耐えられるのでしょうか．

　機能障害に対応する治療技術としての理学療法は，いまだ多くの部分で確立されていません．理由は多々あるも，思考的に疾病を理学療法の対象としてきたために，障害の実相が曖昧になり目的が拡散し，焦点を見失ったためと推測されます．理学療法が人間の運動機能障害に対する治療技術であるという原点に戻って考えなければ，理学療法士の未来はありません．人間の形態を認識し，人間の形態から機能を考え，人間全体を視野に入れて理学療法を考えることにより，機能回復の手段がまだまだ見つけ出せると筆者は考えています．機能回復の手段を多く見つけ出してそれらを統合することで，やがて理学療法の体系ができ上がり，学問として確立していくと考えます．

　現在のように情報が多く，また治療マニュアルが完備されている時代であっても，理学療法技術の結果が個々の理学療法士によって異なることはしばしば経験することです．個々の理学療法士によって理学療法技術の結果が同じであったなら患者さんの利益は計り知れないものになると思いますが，現実にはそのようになっていません．個々の理学療法士によって治療技術の異なる理由として，それぞれの知識量と知識を応用する能力の差があるからです．

　理学療法の基本は技術であり，技術は経験により磨かれ，経験は治療概念によって体系づけられ学問となります．個々の理学療法士は，それぞれが自分の理学療法をつくり研鑽することが理学療法技術を磨くことなのです．自分の理学療法をつくるということは自分の理学療法概念をつくり，理学療法体系をつくって理学療法を行うということです．決して難しく考えるということでなく，自分の能力に応じてつくればいいのです．自分の理学療法概念と体系があればどんどん修正ができ，よりよい方向に理学療法をつくることができるから

です．

　理学療法の視点を変えることは理学療法を別の角度から見ることであって，いわば人と違った見方をすることです．人と同じ見方をすることは常識的であり楽ですが，人と同じ結果しか出せません．人と違った見方をすることは常に周囲から受け入れられないという過程から始まりますが，周囲から受け入れられないからといって間違っているとは限らないのです．地球が今も昔も変わらないのに，以前は平らで今は丸いと考えるのが普通になっているのと同じです．

　時代の半歩前であったら有能な人と評価されるでしょうが，一歩前なら変わっている人となり，二歩も三歩も前ならまったく人々に受け入れられないのが現実です．急激に変化する現代社会において理学療法士として生き残るには，プロフェッショナルとしての技術を持つしか方法がないことを自覚し，研鑽に努めるしかないと思います．

　よく「どの文献に載っていますか」と質問されることがあります．文献に載っていなければ正しくないことだと考える人が多いようです．文献や教科書に載っていることは多くの場合正しいのですが，過去における最先端の知識であり技術であることもあるのです．文献や教科書に載っていることを参考にして自分の頭で考えて，自分の理学療法をつくらなければ使える理学療法にならないのです．失敗を恐れず，試行錯誤を繰り返しながら技術を磨いてください．技術は結果で淘汰されるべきだと考えています．

　われわれの業務は人体の運動機能という未知なる分野を対象とするゆえ，創造的な仕事であり，己の人生を賭ける価値がある仕事だと筆者は考えています．理学療法士は運動機能にかかわる知識と技術を多く保持している職種です．人間の機能を身体の部分から身体全体に「理学療法の視点を転換」できたならば，理学療法士は卓越した技量を発揮できる職業人になるのではないでしょうか．

　フランスの外科医アレキシス・カレル（1873～1944）が「人間 この未知なるもの」と喝破した言葉は今なお真実で，われわれは常に未知なるものへの挑戦を繰り返しているのです．前途が未知なるがゆえ，われわれには多くの未来があると信じています．

あとがき

　この稿をまとめるにあたっては角本貴彦君（板橋中央総合病院）に多くの力添えをいただきました．角本君は筆者が定年退職後に非常勤職員として勤務した昭和大学豊洲病院で，また平成13年からは新葛飾病院で共に理学療法を語り研鑽を続けてきた同志でもあり，文章構成のアドバイスや挿入写真の撮影など手伝っていただき，また新葛飾病院リハビリテーション科の根本伸洋技師長をはじめとしてスタッフにも協力していただきまとめることができました．推敲作業に入ったところで形態構築という理学療法概念は過去においてなかったので適切な言葉もなく，筆者の造語が多いため，読者に理解していただくのが困難であるとの三輪書店の濱田亮宏氏と山中恭子氏の意見もあり，理学療法士としての立場から山口耕平君（脇田整形外科）にはいかに理解されやすくするかという視点から全面的に執筆協力していただきました．

　生来直感思考の筆者が本として出版できたのも多くの人たちの助けがあったからと感謝しています．

　　2013年10月吉日

　　　　　　　　　　　　　　　　　　　　　　　　　　　　　　　　山嵜　勉

著者略歴

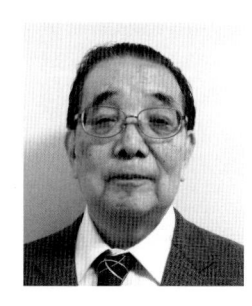

山嵜 勉（やまざき　つとむ）

1935 年	東京都江戸川区生まれ
1953 年	正明高等学校鍼灸マッサージ専攻科卒業
1957 年	拓殖大学政経学部政治学科卒業
1958 年	マッサージ師資格取得
1958 年	東京女子医科大学病院入職
1966 年	理学療法士資格取得
1975 年	昭和大学藤が丘病院入職
1990 年	昭和大学藤が丘リハビリテーション病院兼務
1997 年	昭和大学藤が丘リハビリテーション病院定年退職
定年退職以降	海老名総合病院，昭和大学豊洲病院，横浜旭中央病院，横浜新都市脳神経外科病院，新葛飾病院，大田福島総合病院，健康増進施設ムウ21，山口医院，老健施設新吉田ウェルケアなどに非常勤として勤務

理学療法士列伝―EBMの確立に向けて
山嵜 勉　形態構築アプローチの理論と技術

発　行	2013 年 11 月 5 日　第 1 版第 1 刷
著　者	山嵜 勉
発行者	青山　智
発行所	株式会社 三輪書店
	〒113-0033 東京都文京区本郷 6-17-9　本郷綱ビル
	☎ 03-3816-7796　FAX 03-3816-7756
	http://www.miwapubl.com
印刷所	三報社印刷 株式会社

本書の内容の無断複写・複製・転載は，著作権・出版権の侵害となることがありますので，ご注意ください．

ISBN 978-4-89590-458-2　C 3047

JCOPY ＜(社)出版者著作権管理機構 委託出版物＞
本書の無断複写は著作権法上での例外を除き禁じられています．複写される場合は，そのつど事前に，(社)出版者著作権管理機構（電話 03-3513-6969, FAX 03-3513-6979, e-mail: info@jcopy.or.jp）の許諾を得てください．

■ からだを張って伝えたいことがある！

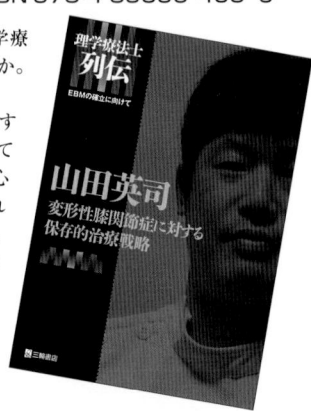

山田英司
理学療法士列伝 EBMの確立に向けて
変形性膝関節症に対する保存的治療戦略

山田 英司（徳島文理大学保健福祉学部理学療法学科）

●定価2,940円（本体2,800円+税5%）B5 頁90 2012年 ISBN 978-4-89590-405-6

第一線で活躍する理学療法士が、貴重な経験や紆余曲折の人生を惜しみなく語る、理学療法士列伝シリーズの第1弾。ひとりの理学療法士として、どう学び、何を考え、どこを目指すのか。過去、現在、未来と3章立てで伝える。

第1章（現在）では、山田がライフワークとして研究し、得意とする変形性膝関節症に対する治療戦略について、最新の見解を含め詳述する。第2章（過去）では、理学療法士として生きるきっかけ、苦楽を共にした仲間との出会い、臨床での挫折や失敗、医療人としての心得を与えてくれた先輩・恩師との出会いなどについて、第3章（未来）では、今後必要とされる理学療法についての筆者の考え、熱い思いを語る。学生として、若手理学療法士として、筆者が何を体験し、悩み、そして乗り越えてきたのか。どのような出会いが、理学療法士としての筆者を育て、形づくってきたのか。その人生をもとに語られる「理学療法」は、多くの壁にぶつかって悩み、迷い、苦しんでいる若手理学療法士を奮い立たせ、未来へ向かって進む力を与えてくれるだろう。初めての壁を前にして立ちすくんでいる初学者に、その壁を越える手段として、またさらに一段上を目指すきっかけとして、この希有な書を薦める。

荒木 茂
理学療法士列伝 EBMの確立に向けて
マッスルインバランスの考え方による腰痛症の評価と治療

荒木 茂（石川県リハビリテーションセンター）

●定価2,940円（本体2,800円+税5%）B5 頁120 2012年 ISBN 978-4-89590-418-6

第一線で活躍する理学療法士が、貴重な経験や紆余曲折の人生を語る理学療法士列伝シリーズ、待望の第2弾。ひとりの理学療法士として、どのように学び、何を考え、どこを目指すのか。過去、現在、未来と3章立てで伝える。

第1章（現在）では、荒木がライフワークとして研究し、得意とする治療技術を最新の見解を含め詳述する。30年以上の臨床経験から得た、荒木の考える腰痛症に対する評価と治療戦略とはどのようなものか？ 第2章（過去）では、理学療法として生きるきっかけ、苦楽を共にした仲間との出会い、臨床での挫折・失敗・成功、医療人としての心得を与えてくれた先輩・恩師との出会いなどを、『理学療法士バカ一代』として示し、第3章（未来）では、今後必要とされる理学療法士についての筆者の考え、熱い思いを本音で語る。

学生として、若手理学療法士として、筆者が何を体験し、悩み、そして乗り越えてきたのか。どのような出会いが、理学療法士としての筆者を育て、形づくってきたのか。その人生をもとに語られる「理学療法」は、多くの壁にぶつかって悩み、迷い、苦しんでいる若手理学療法士を奮い立たせ、未来へ向かって進む力を与えてくれるだろう。初めての壁を前にして立ちすくんでいる初学者に、その壁を越える手段として、またさらに一段上を目指すきっかけとして、この希有な書を薦める。

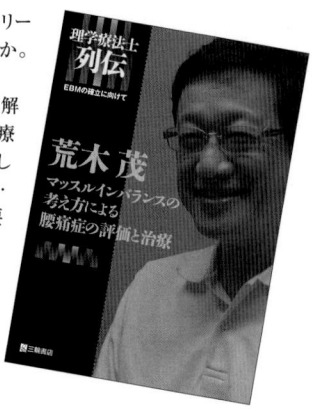

お求めの三輪書店の出版物が小売書店にない場合は、その書店にご注文ください．お急ぎの場合は直接小社に．

〒113-0033
東京都文京区本郷6-17-9 本郷綱ビル

三輪書店

編集 ☎03-3816-7796 FAX 03-3816-7756
販売 ☎03-6801-8357 FAX 03-3816-8762
ホームページ：http://www.miwapubl.com